Zoé Kertesz

Face Gym

Zoé Kertesz

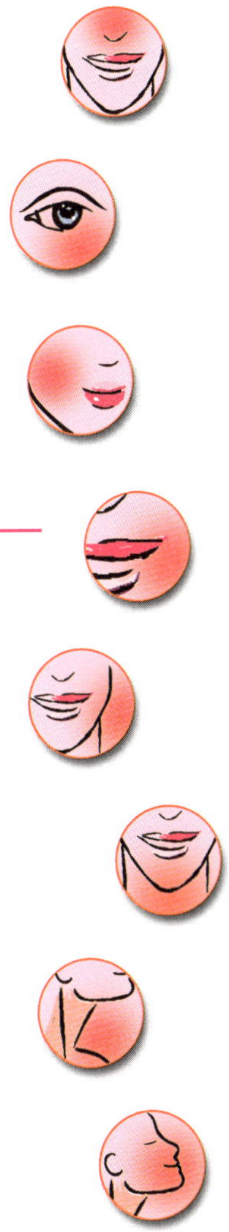

FACE GYM

Jünger aussehen durch einfache und natürliche Gesichtsgymnastik

Nimm dein Gesicht in die Hand

Aus dem Französischen von Anja Schmidtke

SILBERSCHNUR

Tausend Dank an alle Freunde, die mich bei diesem Projekt unterstützt haben. Ganz besonders danke ich Paul Emmanuel Dubois und Laurent Gyot für ihre Großzügigkeit und ihr Entgegenkommen.

ISBN: 978-3-89845-240-3

1. Auflage 2008

Gestaltung & Satz: XPresentation, Boppard
Fotos, Illustrationen und Originallayout: Zoé Kertesz 2003
Übersetzung: Anja Schmidtke
Druck: Tesinska Tiskarna, a.s., Tschechien

Verlag »Die Silberschnur« GmbH · Steinstraße 1 · D-56593 Güllesheim

www.silberschnur.de · Email: info@silberschnur.de

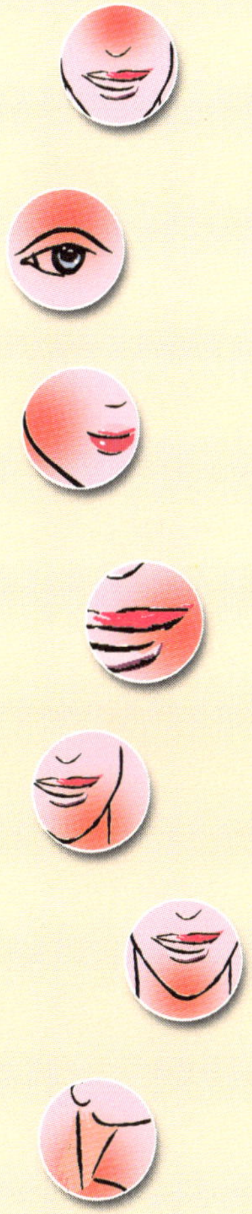

Das

Handbuch

zum Weglächeln

der Zeichen der Zeit

zwischen 35 und 95...

»Diese Frauen wussten alle, was sie tun mussten, um schön zu sein, nämlich, kurz bevor das Blitzlicht sie blendete, jene geheimnisvolle französische Silbenfolge sprechen, deren Sinn nur wenige kannten: ›pe-tite-pomme...‹. Statt sich in heiterer Verzückung oder ängstlicher Verkrampfung zu verziehen, rundete sich der Mund anmutig wie durch ein Wunder.
Das ganze Gesicht war wie verwandelt.
Die Brauen wölbten sich leicht, die Wangen dehnten sich. Man sagte ›petite pomme‹, und ein Hauch von träumerischer Abwesenheit verschleierte den Blick, ließ die Gesichtszüge edler erscheinen, tauchte die Aufnahme in das gedämpfte Licht verflossener Tage.«

Andreï Makine: *Das französische Testament*

Inhaltsverzeichnis

Die Gesichtsmuskeln

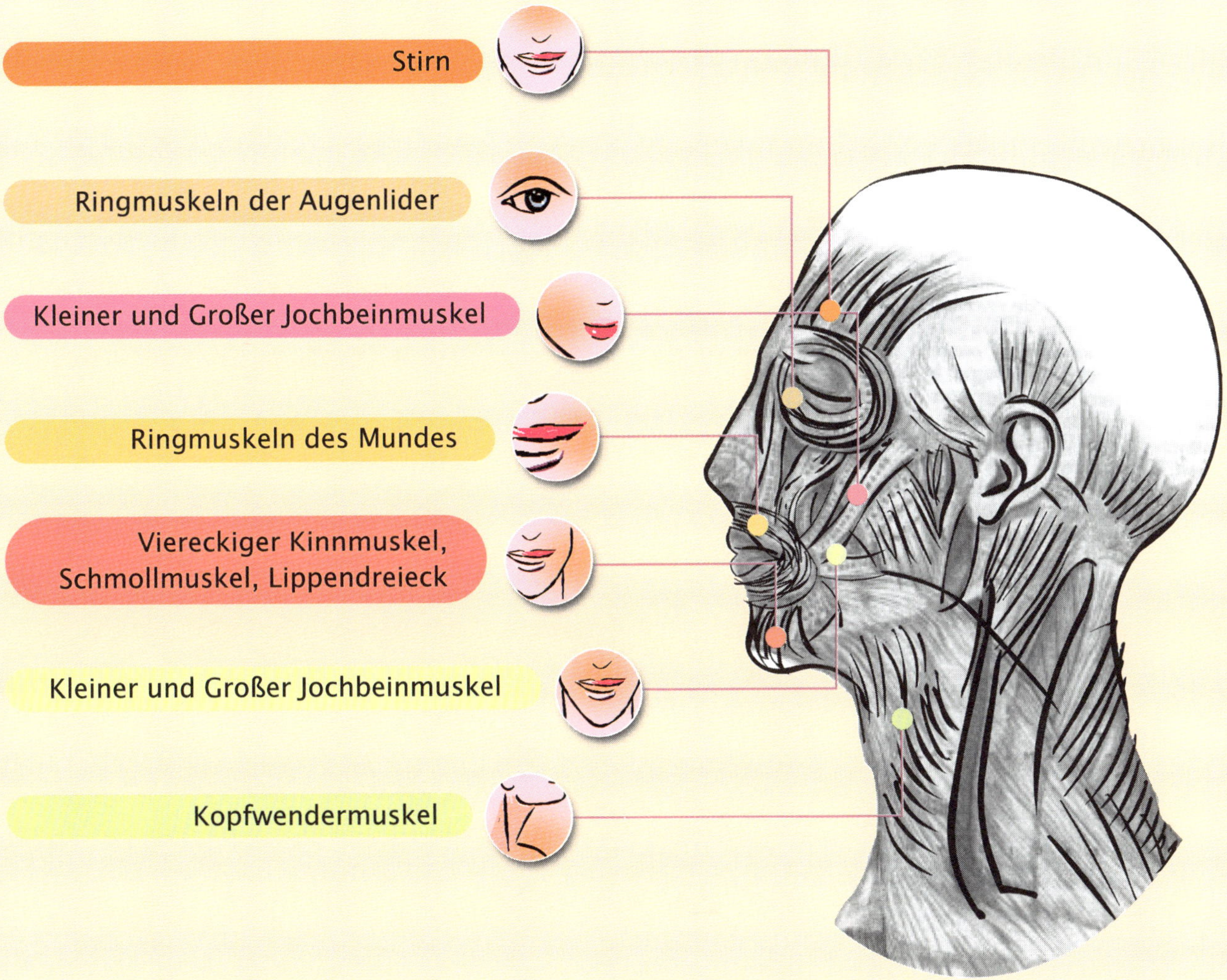

FACE GYM

Nehmen Sie Ihr Gesicht in die Hand!

Zwar gibt es unseren Gefühlen und unserer Persönlichkeit Ausdruck, aber im Gesicht zeigen sich auch die Zeichen der Zeit. Unter der Last der Jahre sackt die Haut ab, und die Gesichtszüge hängen nach unten, was manchmal einen traurigen Eindruck hinterlässt.
Falten entstehen einerseits durch trockene Haut, eine verlangsamte Mikrozirkulation des Blutes und eine herabgesetzte Kollagen- und Elastinproduktion und andererseits durch ein Ungleichgewicht der einzelnen Gesichtsmuskeln.

Um die Lage zu verbessern, bietet man uns gewöhnlich zwei Lösungen an:

Ein Lifting...

Eine Verjüngungsoperation, für die es kein bestimmtes Alter gibt, da wir nicht alle auf die gleiche Weise altern; vor dem 40. Lebensjahr befasst man sich allerdings eher selten damit.
Der Einschnitt setzt unterm Haaransatz an der Schläfe an, wandert dann vor das Ohr, dann in das Ohr, dann vor das Ohrläppchen und dann hinter das Ohr, um schließlich im Nacken zu enden. Gestrafft werden dabei nicht nur die entsprechenden Hautpartien, sondern auch die tiefer liegenden Muskel- und Fettpartien.

Oder »Aufspritzen«....

Der Effekt tritt sofort ein, ist aber nicht von Dauer. Liftings können mit Fettaufspritzungen der Nasenfurchen an den Wangen und an den unteren Augenlidern kombiniert werden, um mehr Volumen zu erhalten, wenn die Haut mit zunehmendem Alter im Bereich von Oberhaut, Lederhaut und Muskeln dünner geworden ist.

Das spezifisch zur Milderung von Mimikfalten entwickelte Botox wirkt vorübergehend auf die Muskeln unter der Haut ein; es verändert aber nicht notwendigerweise alle Falten an der Oberfläche. Es gibt noch weitere Methoden, die kurzfristig Falten reduzieren, sie sollen hier aber nicht erwähnt werden.

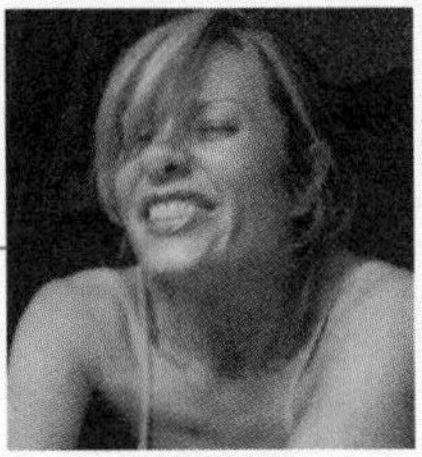

Wir haben gesehen, dass sich nicht nur unsere Haut mit dem Alter verändert, sondern auch unsere Gesichtsmuskeln.

Es liegt auf der Hand, dass ein Training der Gesichtsmuskeln die Alterung verlangsamt.
Beim Lifting sind auch Muskeln von dem Eingriff betroffen. Wenn die Muskeln aber trainiert sind, halten sie die Haut und das Fett, aus denen unser Gesicht besteht, besser an Ort und Stelle, selbst wenn diese Schicht mit der Zeit etwas dünner wird.
Wenn die Wangen an ihrem angestammten Platz bleiben, der Mund sein Volumen nicht verliert und die Augenlider Tonus und Muskelvolumen behalten, dann ist die Hälfte schon gewonnen!
Das Gesicht wird sich mit der Zeit weniger verändern und verformen.

Es bleibt Ihnen überlassen, mit welchen Methoden Sie Ihre Hautoberfläche verbessern wollen.

Im Allgemeinen gibt es immer mehrere Lösungen für ein Problem...

Die Schönheitschirurgie bringt sofortige Ergebnisse – das stimmt.
(Es gibt Leute, die sich lieber Silikon unter die Haut implantieren lassen – Brustimplantate usw. –, statt einfach zu trainieren. Das ist deren Entscheidung.)

Der große Vorteil der Gesichtsgymnastik. Sie ist günstig – sie kostet nämlich ganz einfach nur Ihre Zeit und Energie.

In diesem Sinne führt sie zu großer Zufriedenheit, nicht nur im ästhetischen Sinne, sondern auch seelisch. Ihre Zukunft, Ihr künftiges Gesicht, Ihre Alterung liegen in Ihren Händen.

Das ist beruhigend und befriedigend zugleich.

FACE GYM

Was ist das Ziel?

- Korrigieren
- Verjüngen
- Erhalten

Die Medien und unser heutiger Lebensstil drängen uns förmlich dazu, »auf jung zu machen«. Alles, was jung, schnell und kurzlebig ist, wird von der westlichen Gesellschaft anerkannt. Alle Welt will »sich zeigen«... und gleichzeitig auch noch fit und jung aussehen.

Immer wieder redet uns die Werbung Schuldgefühle für unsere Falten ein, für diese natürliche Entwicklung, die die Zeit nun einmal mit sich bringt und die früher oder später unwiderruflich ihre Spuren auf Körper und Gesicht hinterlässt...

Da ist es nicht weiter verwunderlich, dass die Schönheitschirurgie groß im Geschäft ist.

Parallel dazu gibt es aber auch einen starken Trend zur sanften Medizin und zu natürlichen Methoden, um körperlich und geistig fit zu bleiben.
Seit einigen Jahren hört man in Europa immer mal wieder vom so genannten Face Forming, einer Gymnastik fürs Gesicht, man liest kleine, zaghafte Reportagen... hie und da eine halbe Seite in einer Frauenzeitschrift.
Immer mehr Bücher werden zu dem Thema veröffentlicht, doch obwohl die Methode hochinteressant ist, ist sie noch nicht in dem Maße verbreitet, wie sie es eigentlich verdient hat.

Wie wirkungsvoll ist die Methode?

Sie hat das enorme Potenzial, die Bedürfnisse von Frauen zu erfüllen, die auf eine einfachere, natürlichere Weise zur Schönheit und zur Ästhetik ihres Gesichts beitragen wollen als etwa die Schönheitschirurgie.

Gesichtsgymnastik ist eine besonders wirkungsvolle Methode. In Fitnessstudios schwitzen Junge und weniger Junge, um ihre Muskeln zu perfektionieren, die bei körperlicher Anstrengung ihr Volumen und ihre Form verändern. Und nach ein paar Tagen oder Wochen können alle feststellen (und zwar in jedem Alter!), dass Muskeltonus und -volumen sich deutlich verändert haben.

Das gilt auch für die Gesichtsmuskeln. Wenn man jung damit anfängt, kann die Gesichtsgymnastik sogar helfen, das Gesicht neu zu strukturieren und bestimmte Mängel wie zum Beispiel ein fliehendes Kinn oder ein schiefes Lächeln zu korrigieren.

Das Ziel dieser Übungen ist es, den Muskeltonus mit einfachen, wiederholten Bewegungen zu verbessern. Bei fleißigem Training ist der Erfolg dauerhaft.

Die Gesichtsmuskeln kommen zum Einsatz, um unsere Grundbedürfnisse zu erfüllen: sehen, atmen, essen und Gefühle ausdrücken.

FACE GYM

Achtung!
Zerren Sie nie an der Haut, sonst verursachen Sie neue Falten oder verstärken die schon vorhandenen. Seien Sie fest und sanft zugleich.

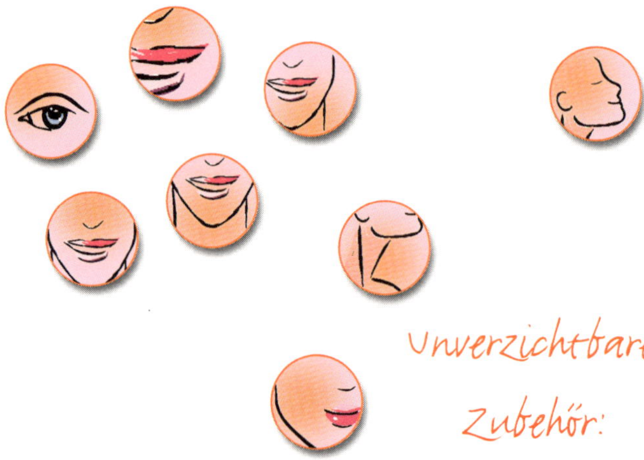

Unverzichtbares Zubehör: ein Spiegel.

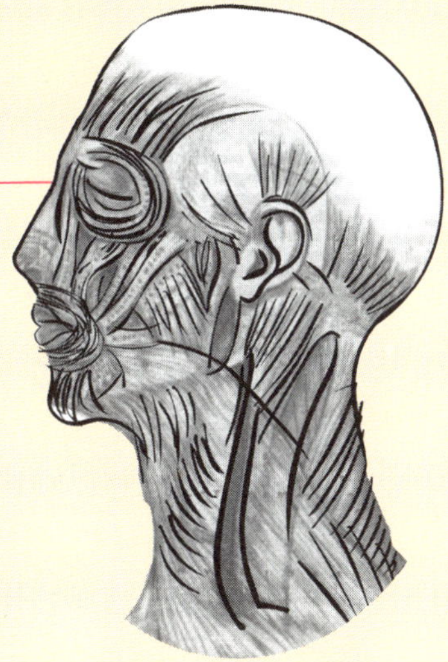

Sie können dynamische Phasen (2 bis 3 Wochen lang 4-5-mal wöchentlich) und Ruhephasen (1 bis 2 Wochen) miteinander abwechseln.

Sie können auch täglich Gesichtsgymnastik machen, dann reduzieren Sie aber am Anfang die Zahl der Übungen.

Ich wünsche Ihnen viel Spaß dabei! Nutzen Sie diese Momente, um sich selbst besser kennen und lieben zu lernen. Die Veränderungen durch das Training werden Ihnen zeigen, welche Macht Sie über Ihre Gesichtszüge haben und was Ihre Willensstärke bewirken kann.
Üben Sie vor einem Spiegel!

Ratsam: Musik als Begleitung!

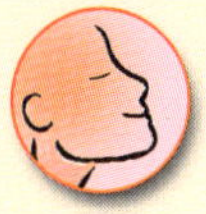

Gesichtsgymnastik

Stirn

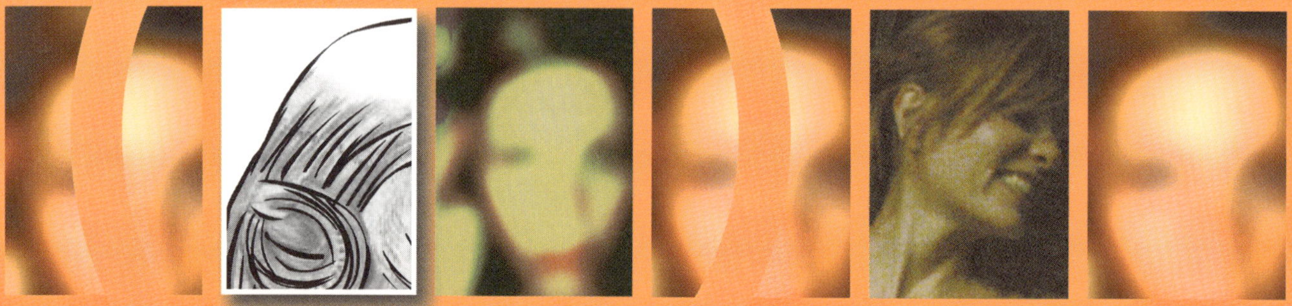

DER OCCIPITOFRONTALIS *ist eine große fibromuskuläre Schicht, die das Schädeldach (Calvarium) überzieht. Er besteht aus zwei dünnen Muskelschichten (Hinterhaupt- und Stirnmuskel).*

Stirn

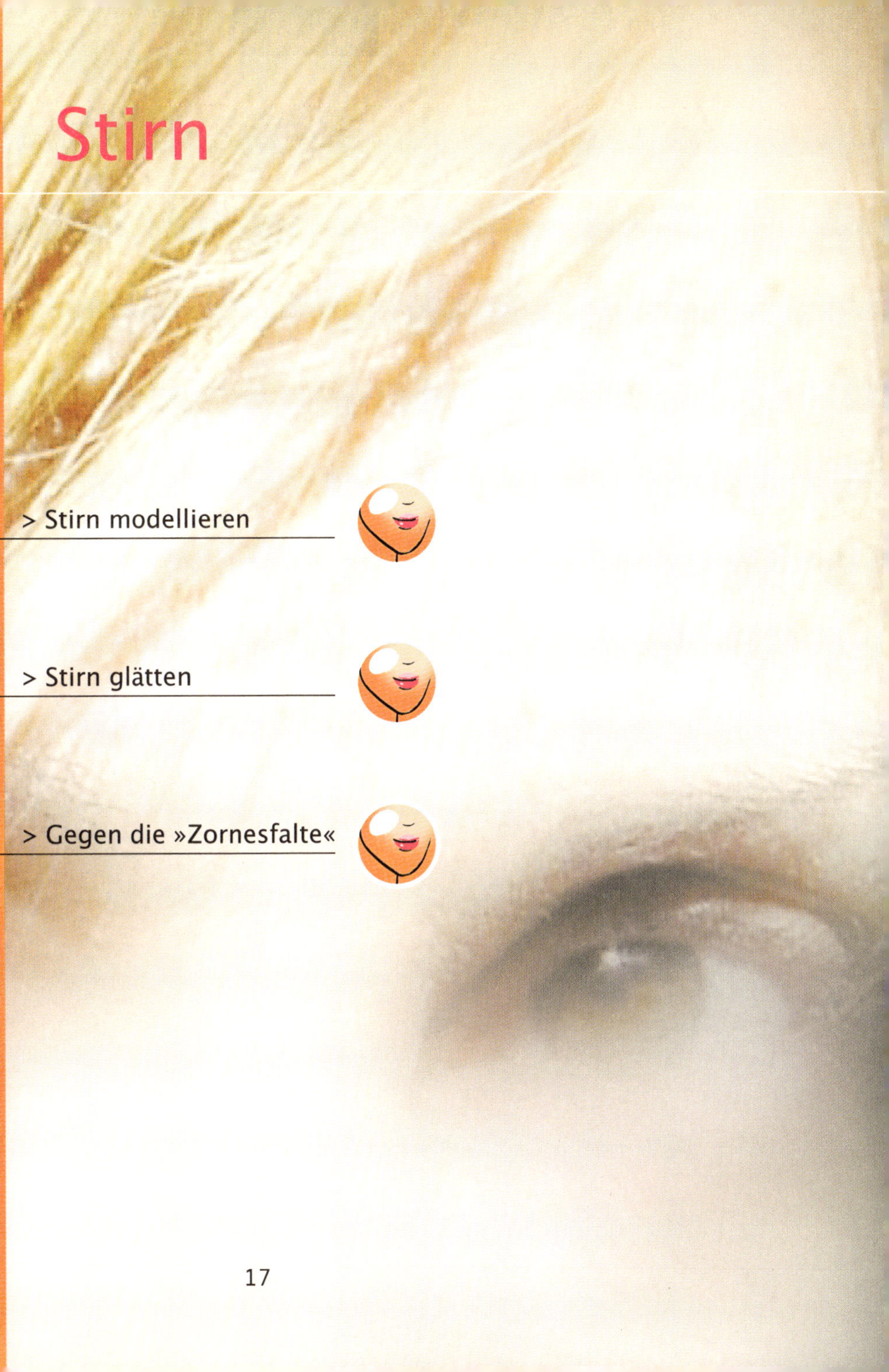

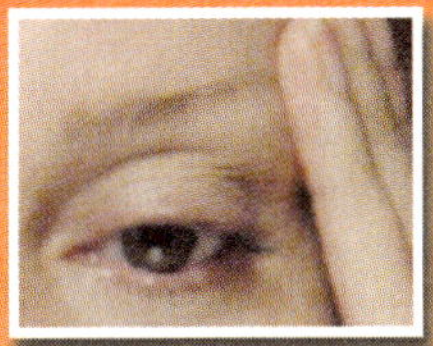

> Stirn modellieren

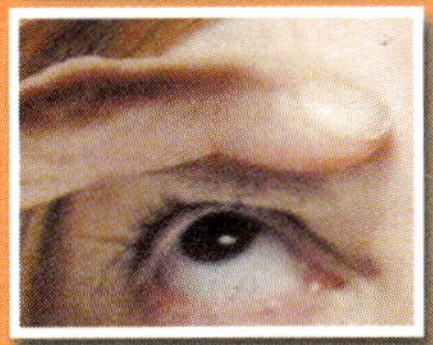

> Stirn glätten

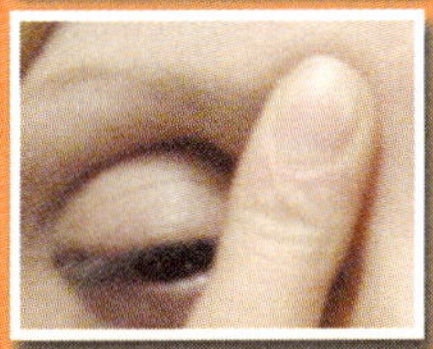

> Gegen die »Zornesfalte«

FACE GYM

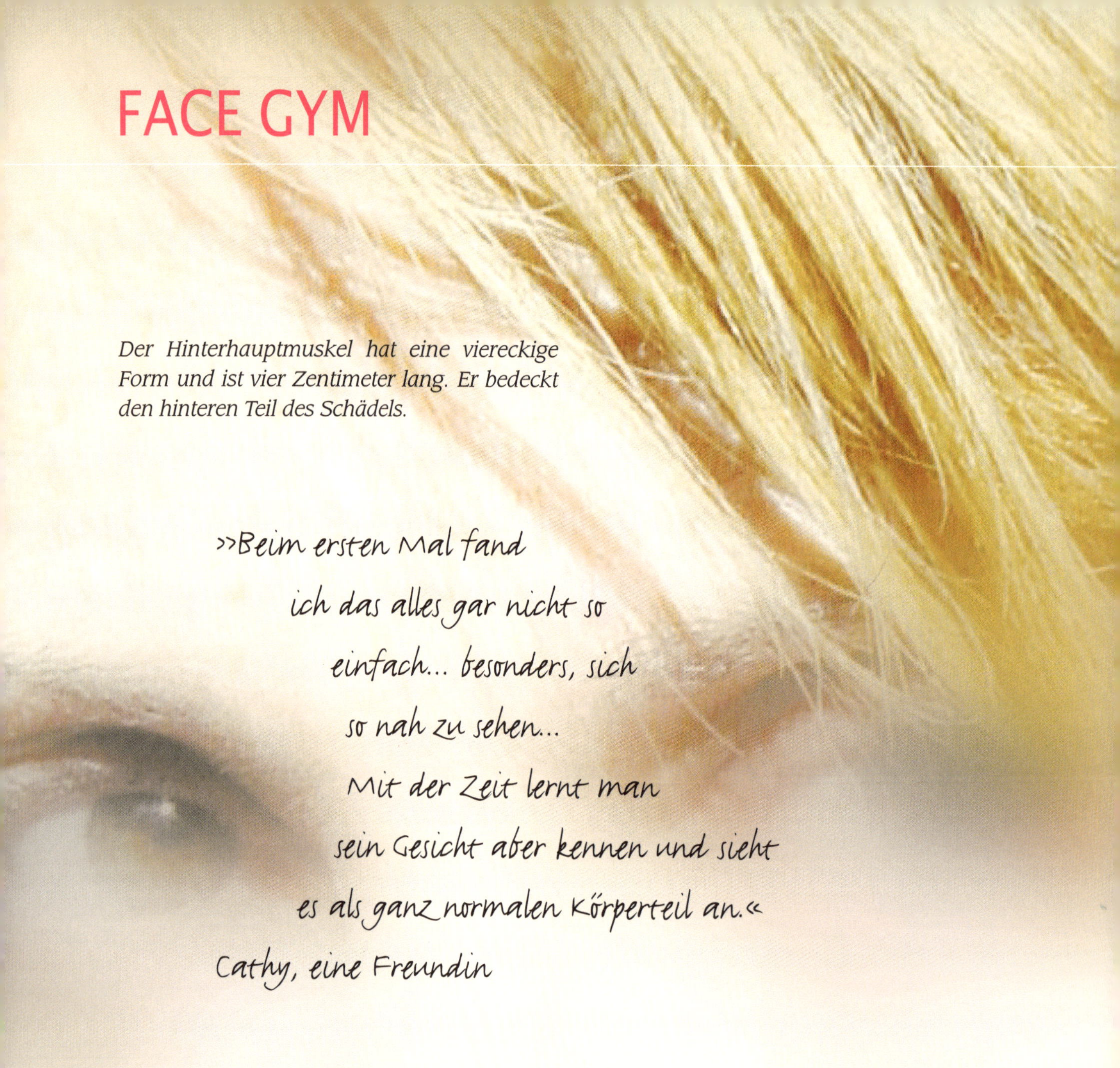

Der Hinterhauptmuskel hat eine viereckige Form und ist vier Zentimeter lang. Er bedeckt den hinteren Teil des Schädels.

»Beim ersten Mal fand
ich das alles gar nicht so
einfach... besonders, sich
so nah zu sehen...
Mit der Zeit lernt man
sein Gesicht aber kennen und sieht
es als ganz normalen Körperteil an.«

Cathy, eine Freundin

Stirn

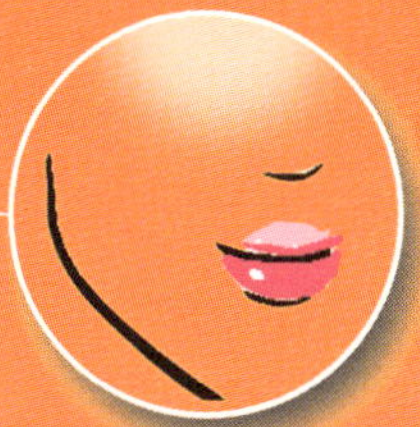

Stirn modellieren

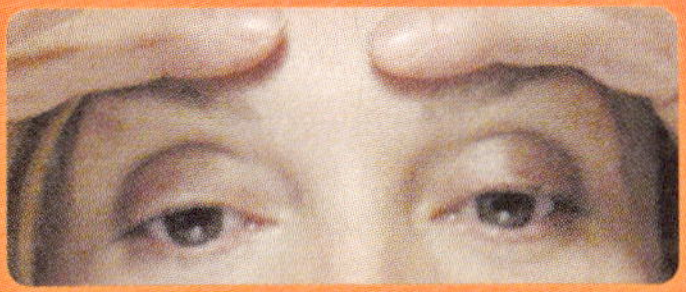

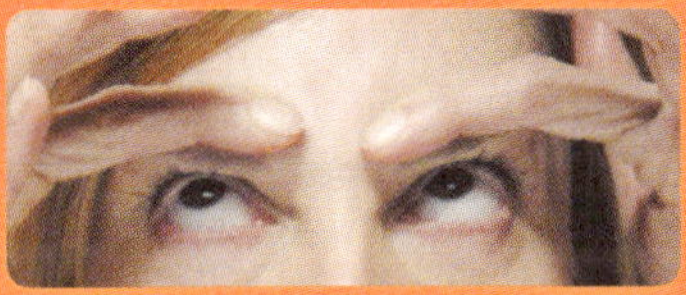

1.

Legen Sie die Zeigefinger flach über die Augenbrauen.
Heben Sie die Augenbrauen so weit wie möglich an und halten Sie mit den Fingern dagegen.

2.

Halten Sie 5 Sekunden lang die Spannung.

Entspannen.
20-mal wiederholen.

FACE GYM

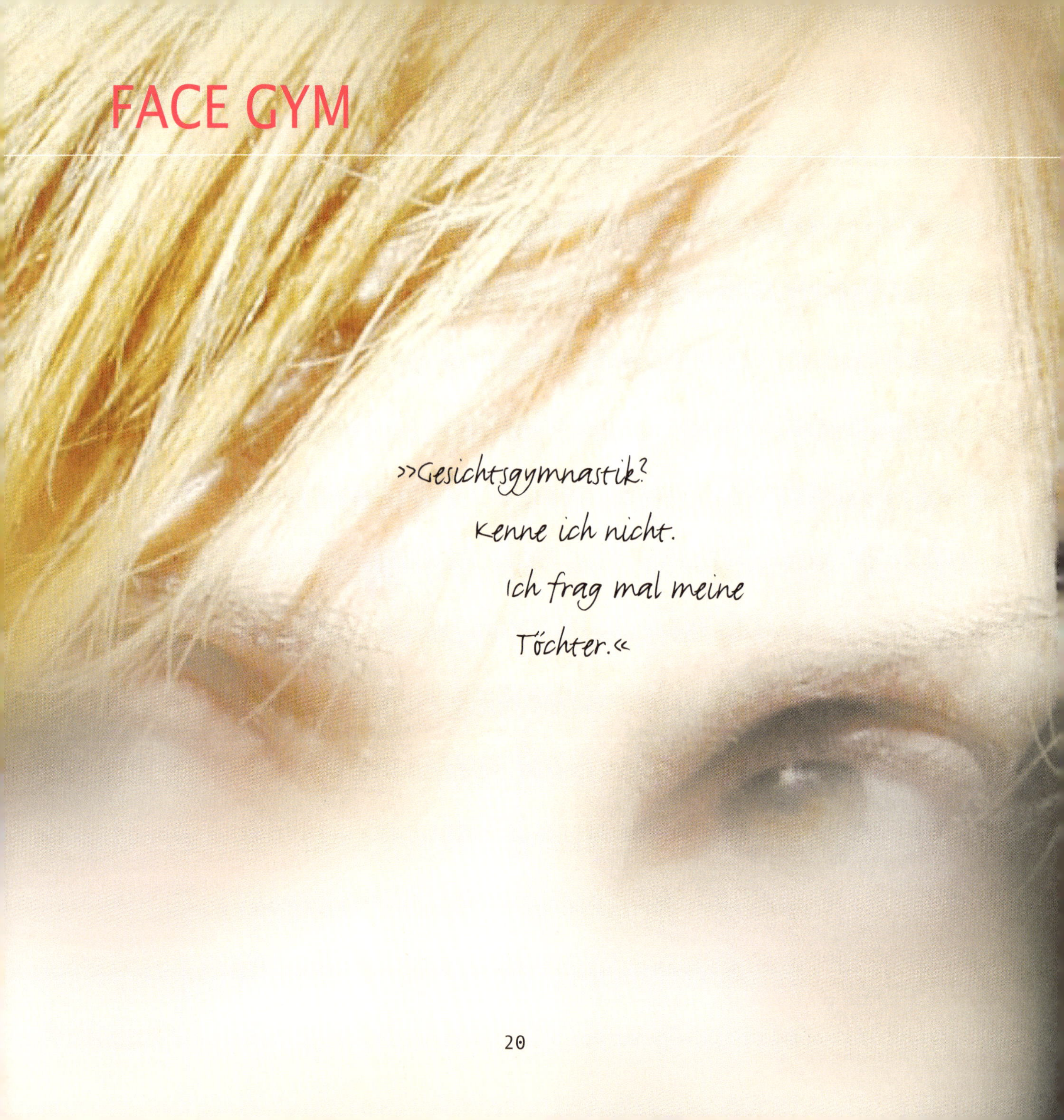

»Gesichtsgymnastik?
Kenne ich nicht.
Ich frag mal meine
Töchter.«

Stirn

Indische Tänzerinnen...

Falten zwischen den Augenbrauen mildern und Oberlider festigen

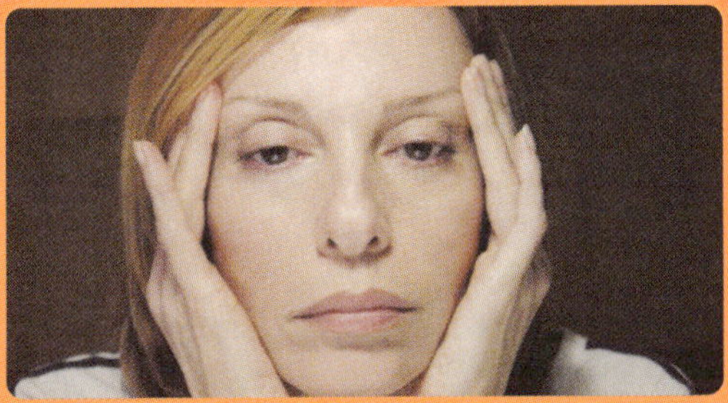

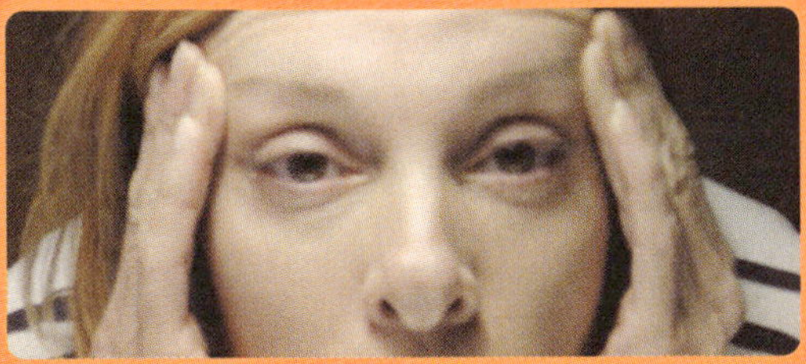

Legen Sie die Hände seitlich ans Gesicht und ziehen Sie die Haut auf Höhe der Augenbrauen leicht auseinander.
Heben Sie die Augenbrauen und halten Sie dabei die seitliche Spannung mit den Fingern.

Entspannen.
10-mal wiederholen.

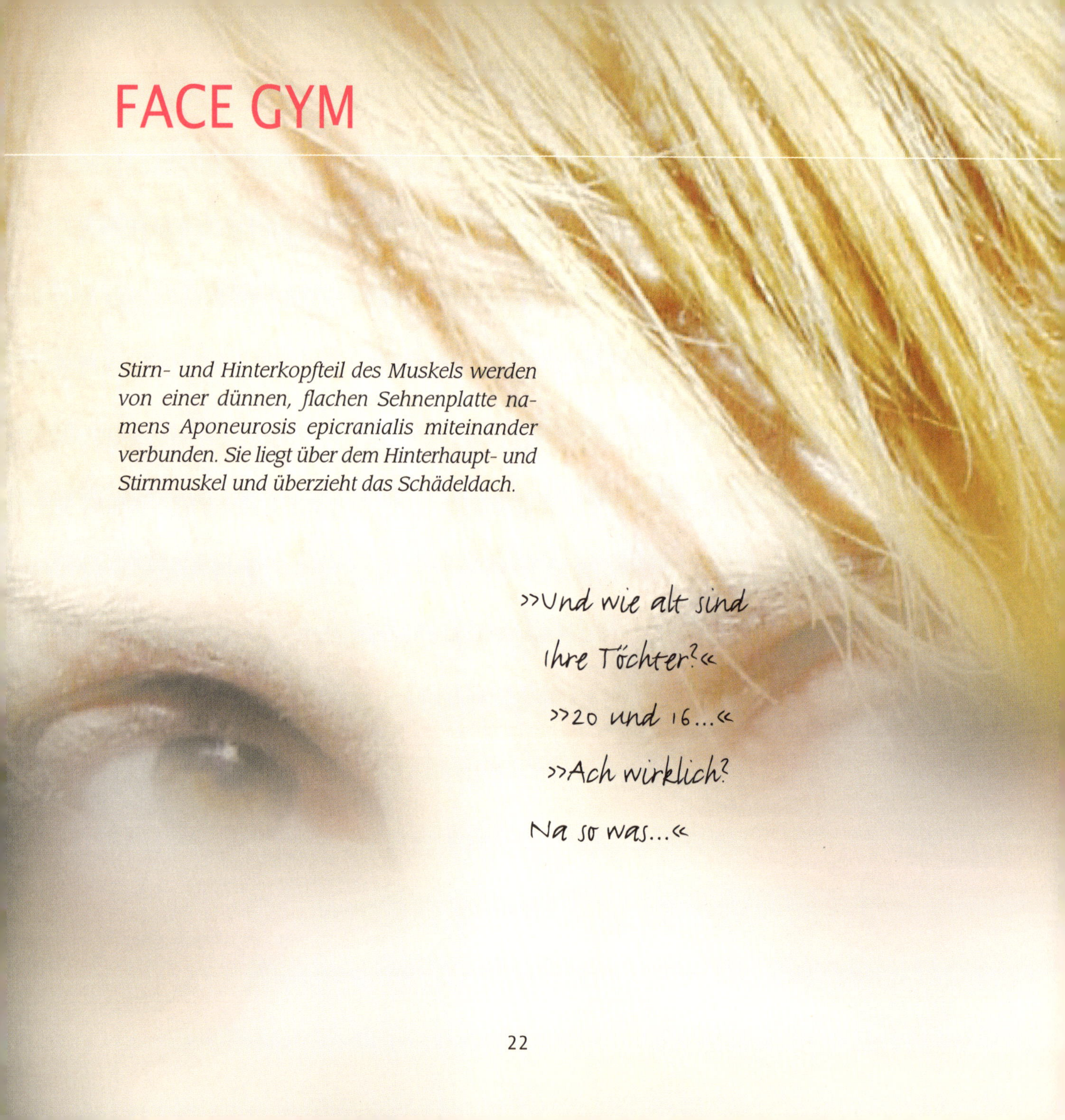

Stirn- und Hinterkopfteil des Muskels werden von einer dünnen, flachen Sehnenplatte namens Aponeurosis epicranialis miteinander verbunden. Sie liegt über dem Hinterhaupt- und Stirnmuskel und überzieht das Schädeldach.

»Und wie alt sind ihre Töchter?«

»20 und 16...«

»Ach wirklich? Na so was...«

Stirn

Stirn glätten

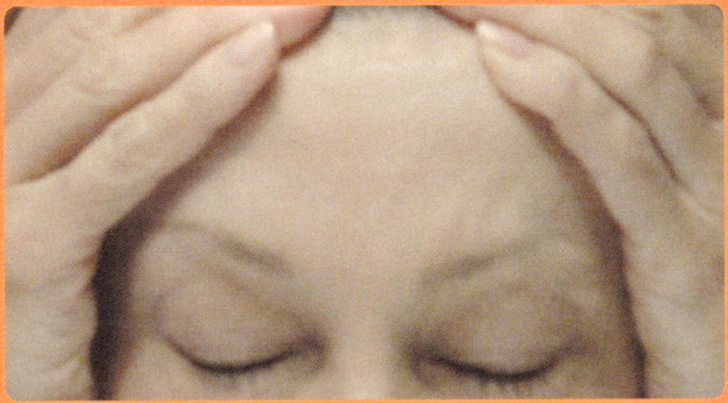

Ziehen Sie mit den Händen die Stirn nach oben und hinten und senken Sie gleichzeitig so weit wie möglich den Blick.
Halten Sie 5 Sekunden lang die Muskelspannung.

Entspannen.
15-mal wiederholen.

Der Stirnmuskel hat ebenfalls eine viereckige Form. Allerdings ist dieser Muskel größer, und seine Fasern sind länger. Er überzieht die gesamte Stirn.

FACE GYM

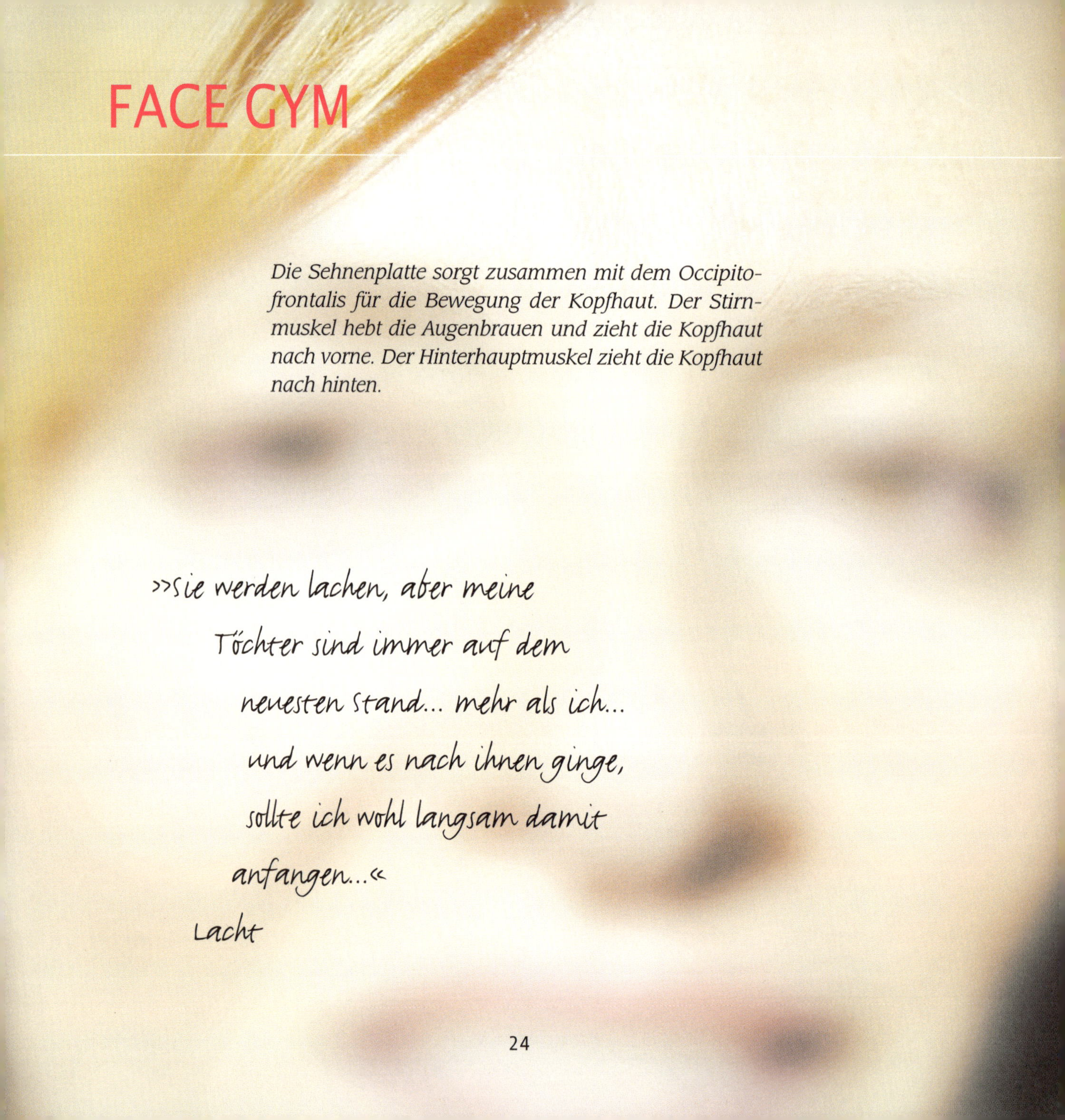

Die Sehnenplatte sorgt zusammen mit dem Occipitofrontalis für die Bewegung der Kopfhaut. Der Stirnmuskel hebt die Augenbrauen und zieht die Kopfhaut nach vorne. Der Hinterhauptmuskel zieht die Kopfhaut nach hinten.

»Sie werden lachen, aber meine
Töchter sind immer auf dem
neuesten Stand… mehr als ich…
und wenn es nach ihnen ginge,
sollte ich wohl langsam damit
anfangen…«

Lacht

Stirn

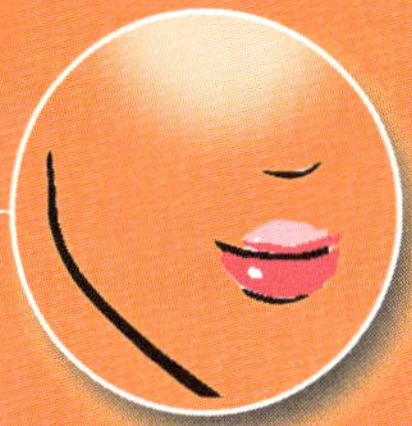

Gegen die „Zornesfalte“

Legen Sie die Zeigefinger zwischen die Augenbrauen.
Halten Sie 30 Sekunden lang den Druck und bewegen Sie die Zeigefinger sanft zur Stirnmitte.

Entspannen.
10-mal wiederholen.

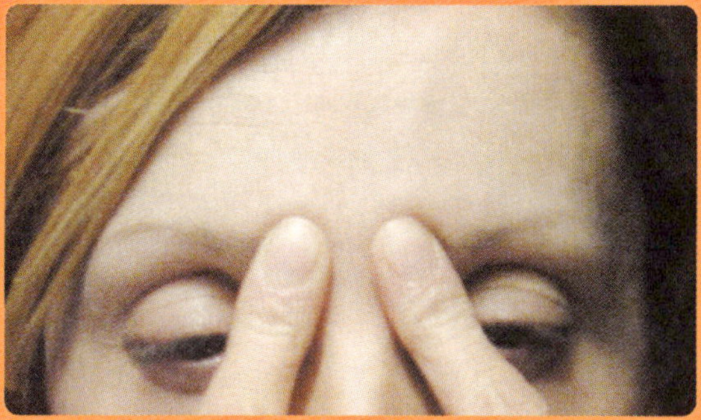

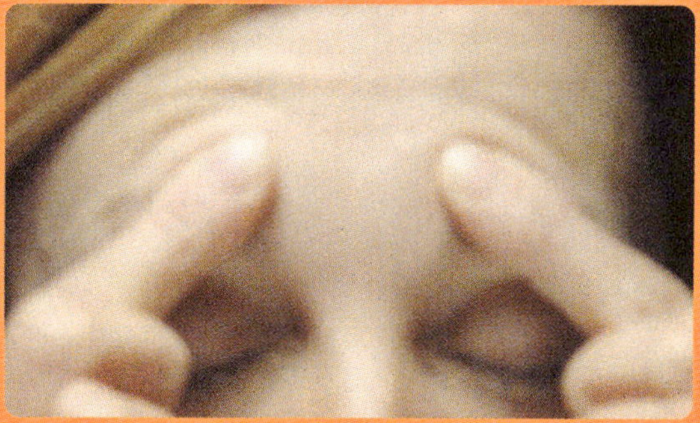

Gesichtsgymnastik

Augen

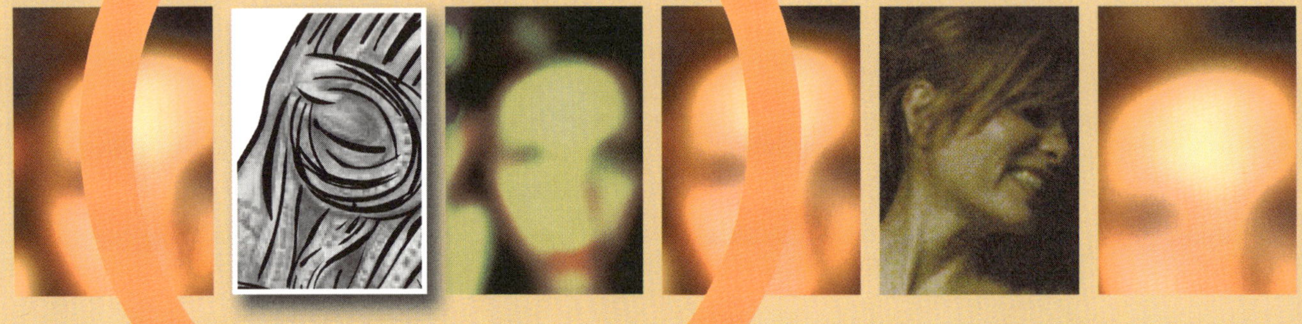

DER RINGMUSKEL DER AUGENLIDER *ist ein großer, dünner Muskel mit ringförmigen Fasern rund um die Lidöffnung an Lid und Augenhöhle. Er verläuft von der tiefen Schicht der Stirn über die Außenseite der Wangen und die Innenseite der Crista nasalis (Teil des Oberkiefers) zum Schläfenbereich. Auf Grund seiner Ringform wird er den Schließmuskeln zugeordnet. Er kann in zwei Bereiche unterteilt werden: den Lidbereich und den Augenhöhlenbereich. Der Lidbereich ist dünn und blass. Er besteht aus mehreren konzentrischen Schichten an der Lidaußenseite. Dieser Lidbereich kann nicht willentlich beeinflusst werden und dient dazu, beim Blinzeln oder im Schlaf die Lidspalte zu schließen.*
Der Augenhöhlenbereich ist dicker und rötlich gefärbt. Die Fasern dieses Bereichs bilden eine vollständige Ellipse. Die oberen Fasern vereinigen sich mit den Fasern des Schädeldachmuskels und des äußeren Ohrmuskels.

Augen

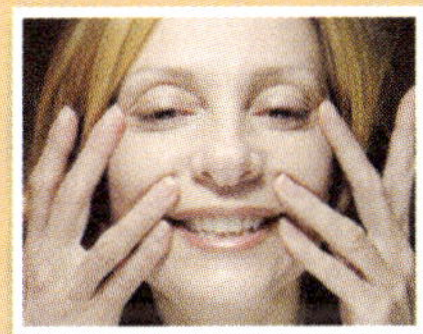

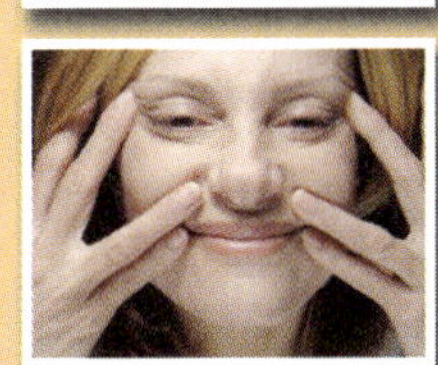

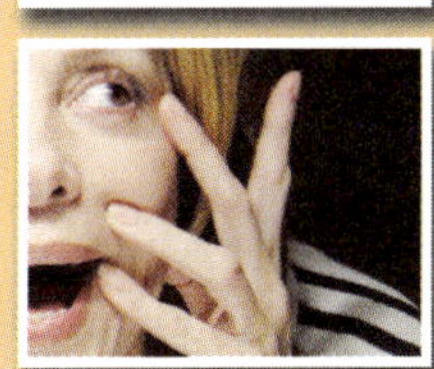

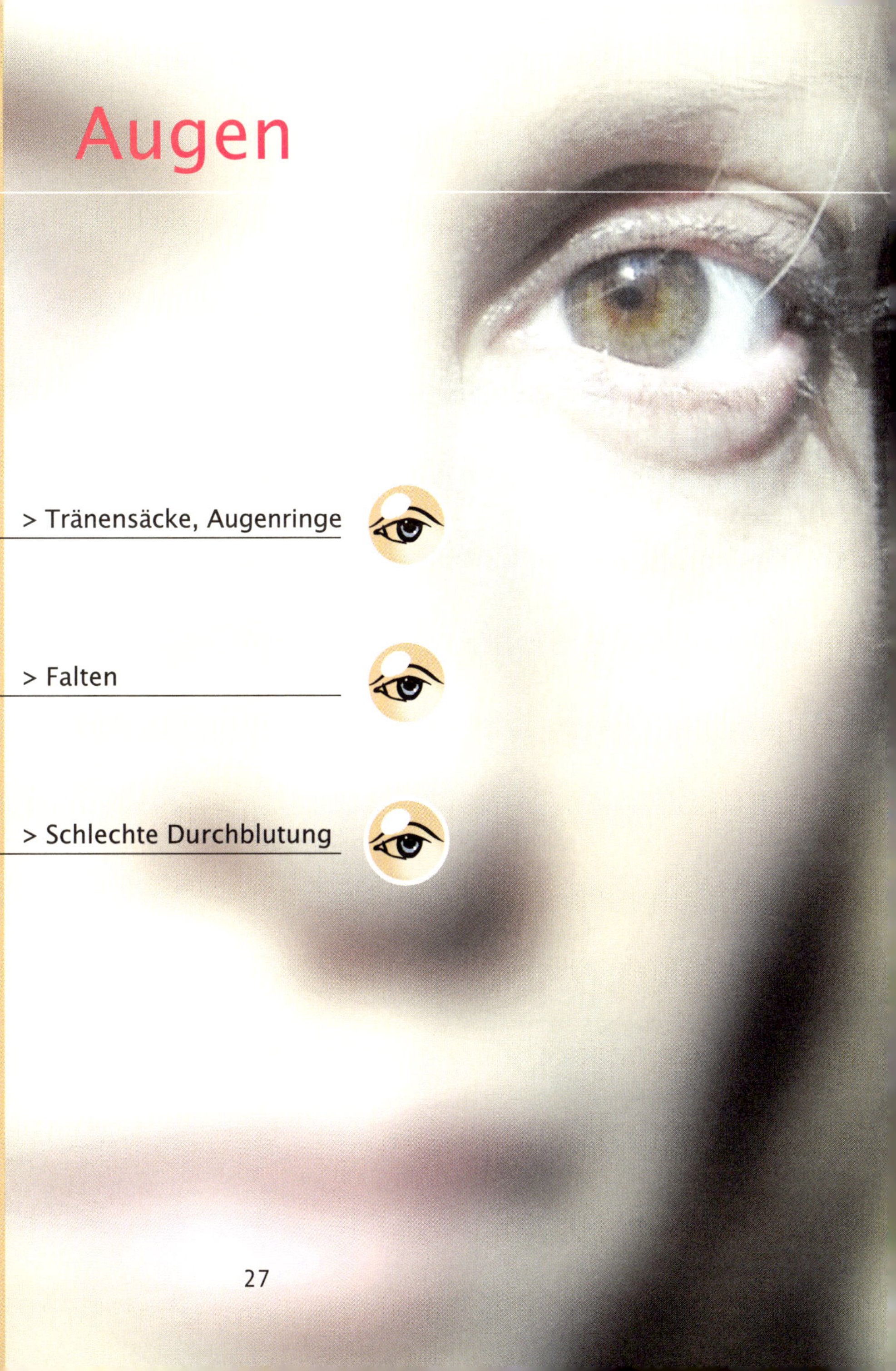

> Tränensäcke, Augenringe

> Falten

> Schlechte Durchblutung

FACE GYM

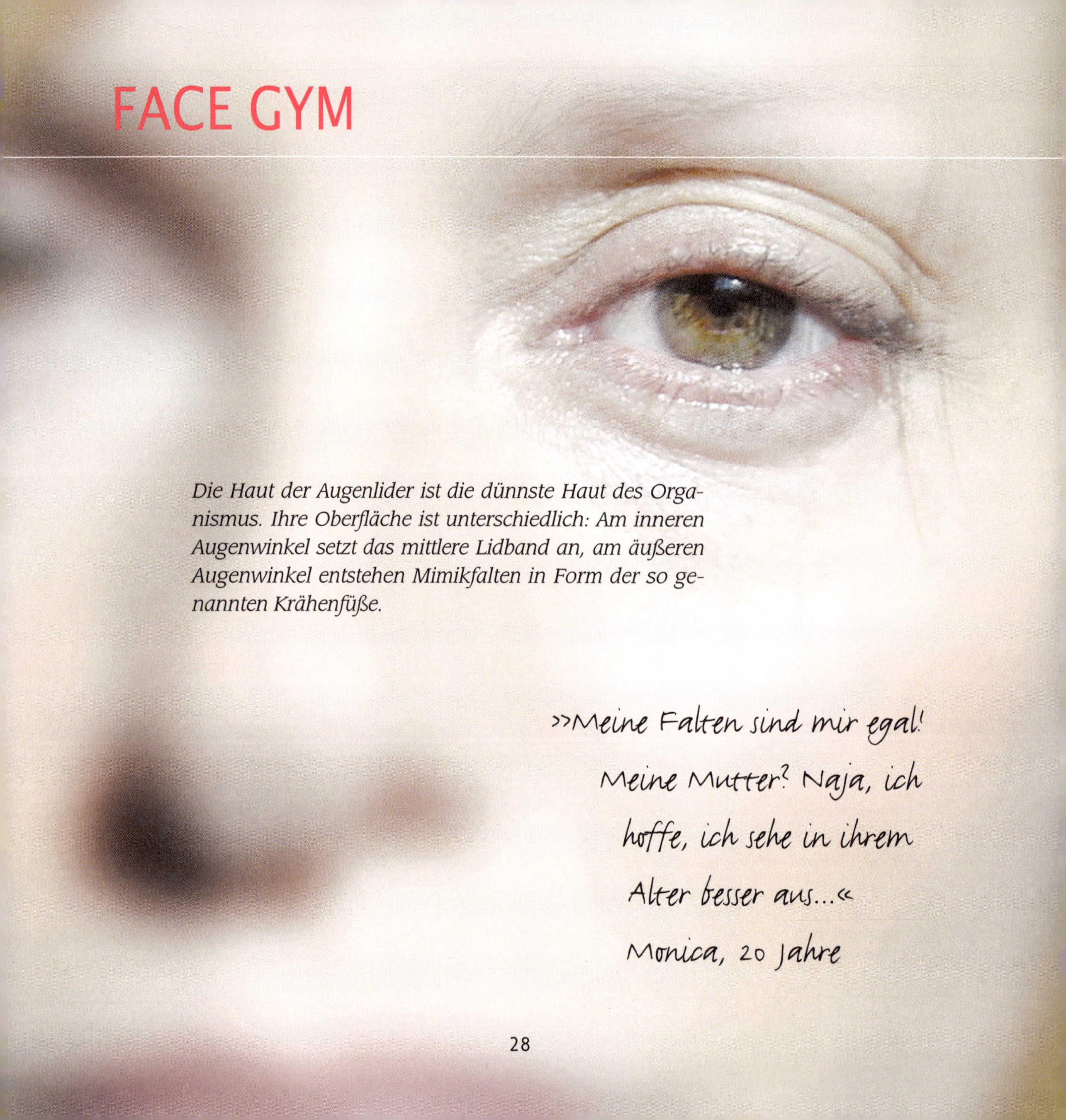

Die Haut der Augenlider ist die dünnste Haut des Organismus. Ihre Oberfläche ist unterschiedlich: Am inneren Augenwinkel setzt das mittlere Lidband an, am äußeren Augenwinkel entstehen Mimikfalten in Form der so genannten Krähenfüße.

»Meine Falten sind mir egal! Meine Mutter? Naja, ich hoffe, ich sehe in ihrem Alter besser aus…«
Monica, 20 Jahre

Augen

Krähenfüße

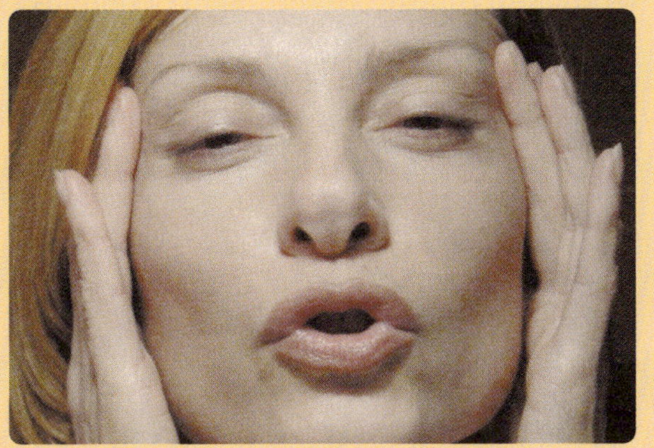

Legen Sie die Hände seitlich ans Gesicht, ziehen Sie sie nach außen und ziehen Sie gleichzeitig den Kiefer nach vorn.
Sie müssen eine Kontraktion der Schläfenmuskeln spüren.

Zählen Sie bis 5.

Entspannen.
10-mal wiederholen.

»Der Schläfenmuskel ist ein Kaumuskel, der unter dem Jochbogen entlangführt. Oben setzt er fächerförmig am Schädel an, unten am Unterkiefer. In der Ruhestellung oder beim Lächeln fallen die Lippen nach unten. Durch die Kontraktion des Schläfenmuskels werden die Fasern zusammengezogen und der Unterkiefer angehoben, so dass man die Zähne zusammenbeißen kann.«

FACE GYM

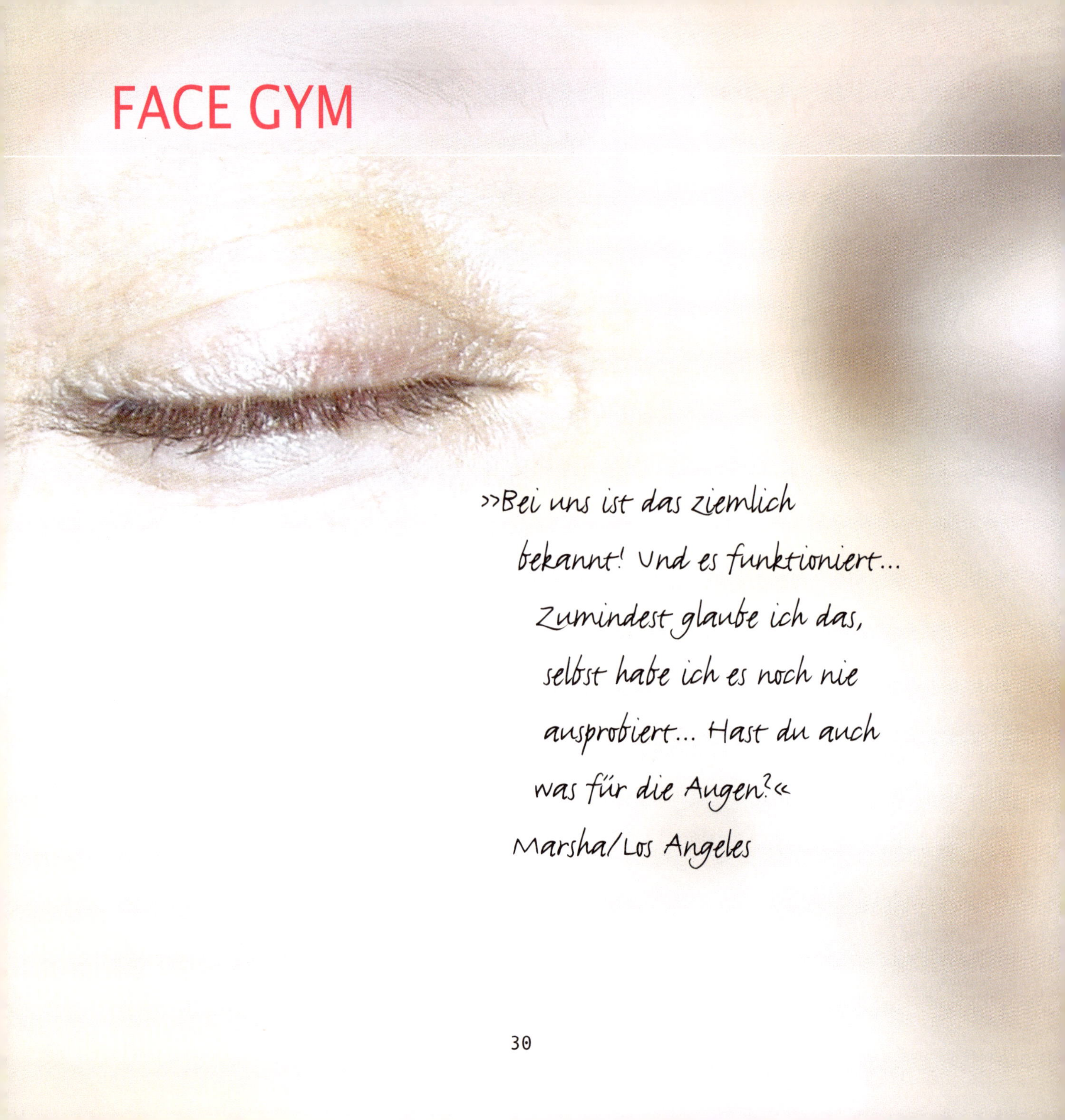

»Bei uns ist das ziemlich bekannt! Und es funktioniert… Zumindest glaube ich das, selbst habe ich es noch nie ausprobiert… Hast du auch was für die Augen?«

Marsha/Los Angeles

Augen

Augenbrauen anheben

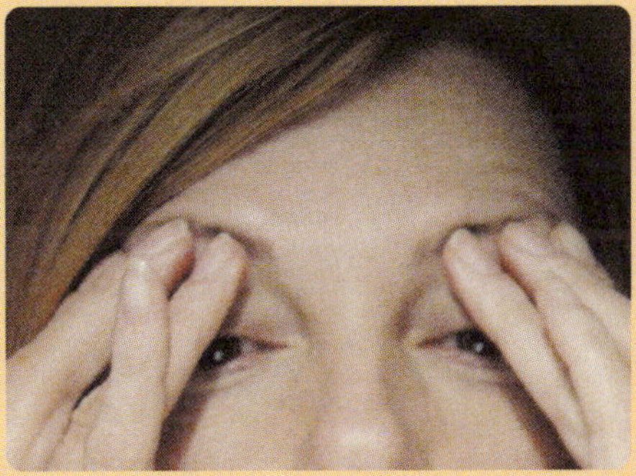

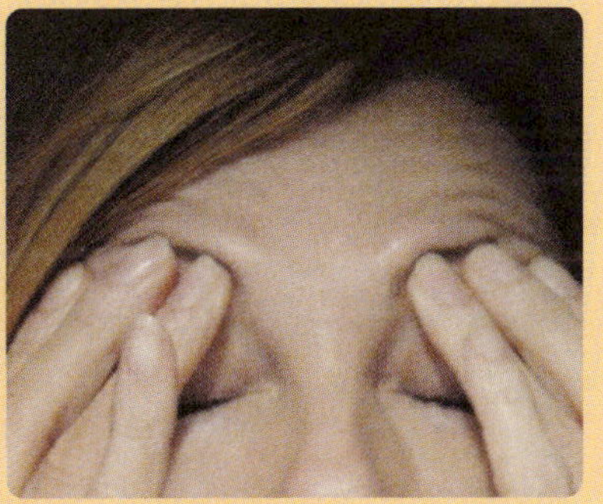

Schließen Sie die Augen.
Drücken Sie mit den Fingerspitzen auf den Brauenbogen (leicht unter den Augenbrauen).
Bemühen Sie sich, dabei nicht die Stirn zu runzeln.
Drücken Sie die Augenbrauen nach oben und schließen Sie mit aller Kraft die Augen, während Sie mit den Fingern dagegenhalten.

5-mal wiederholen.

»Am Oberlid bildet der Fettkörper zwischen Augapfel und intraorbitalen Hilfsorganen zwei Teile: präseptal mit dem Augenbrauen-Fettpolster und retroseptal mit dem die knöcherne Augenhöhle auskleidenden Fettkörper.«

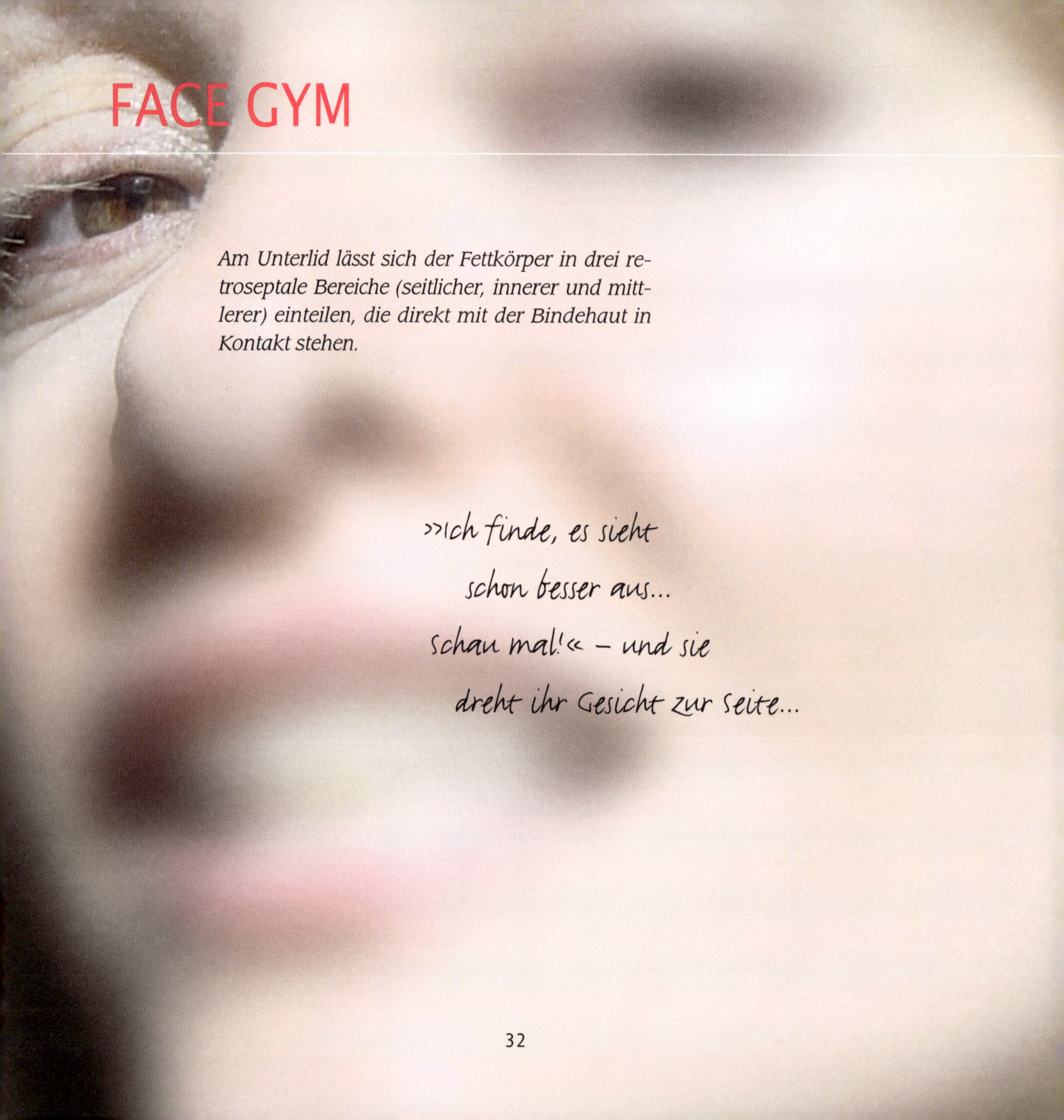

FACE GYM

Am Unterlid lässt sich der Fettkörper in drei retroseptale Bereiche (seitlicher, innerer und mittlerer) einteilen, die direkt mit der Bindehaut in Kontakt stehen.

»Ich finde, es sieht
schon besser aus...
schau mal!« – und sie
dreht ihr Gesicht zur Seite...

Augen

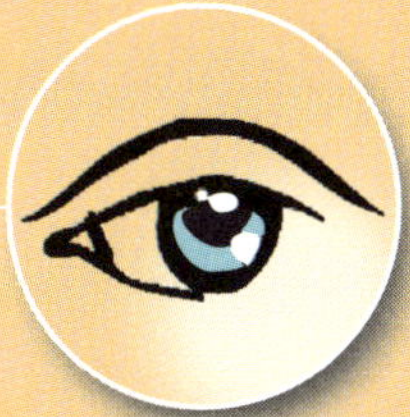

Augenringe, Tränensäcke, Falten

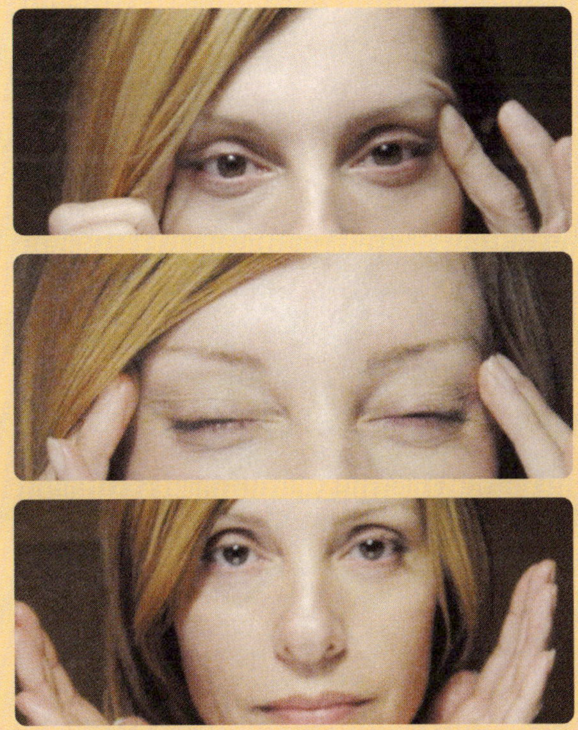

Legen Sie die Zeigefinger auf die Schläfen und ziehen Sie die Haut sanft nach hinten und oben.

Drücken Sie leicht mit den Fingern und versuchen Sie, die Unterlider so weit wie möglich anzuheben.
Zählen Sie bis 20, die Haut muss unter den Fingern zittern.

2-mal wiederholen, mit einer kleinen Pause zwischen den Kontraktionen.

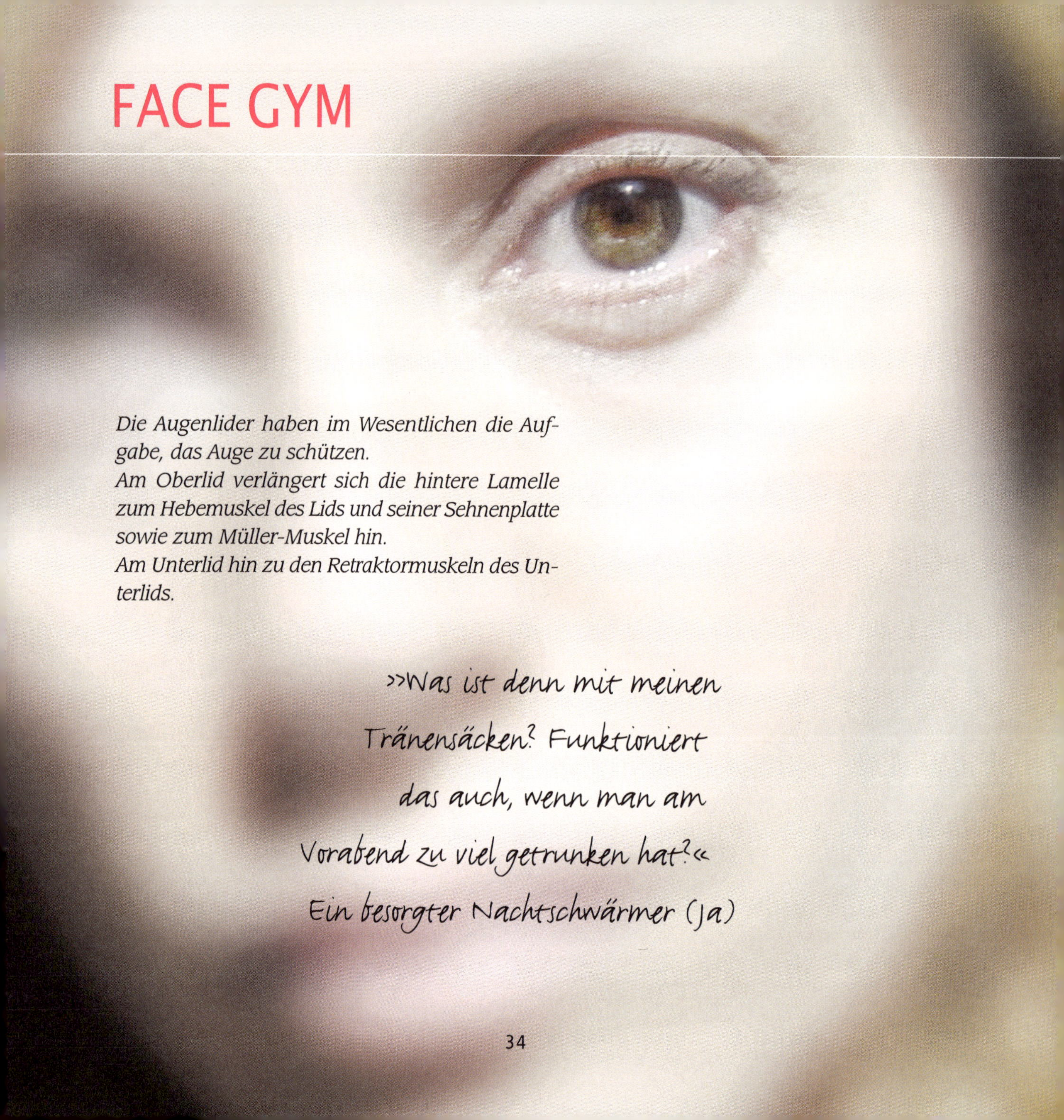

FACE GYM

Die Augenlider haben im Wesentlichen die Aufgabe, das Auge zu schützen.
Am Oberlid verlängert sich die hintere Lamelle zum Hebemuskel des Lids und seiner Sehnenplatte sowie zum Müller-Muskel hin.
Am Unterlid hin zu den Retraktormuskeln des Unterlids.

»Was ist denn mit meinen Tränensäcken? Funktioniert das auch, wenn man am Vorabend zu viel getrunken hat?«
Ein besorgter Nachtschwärmer (Ja)

Augen

Geschwollene Unterlider, müde Augen

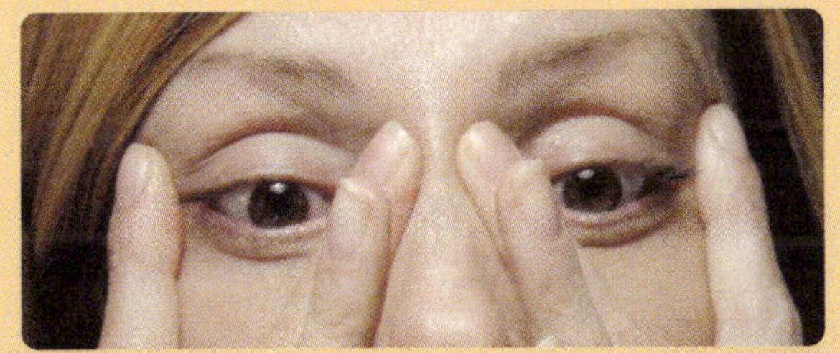

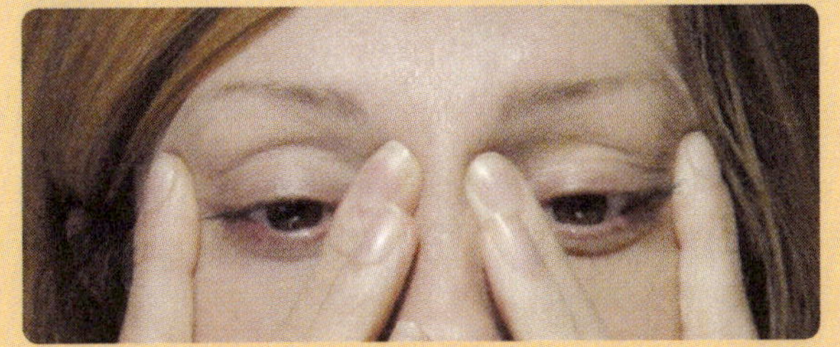

1.

Legen Sie mit weit geöffneten Augen die Zeigefinger auf die Außenwinkel und die Mittelfinger auf die Innenwinkel.

2.

Drücken Sie mit den Fingerspitzen, und heben Sie das Unterlid so weit wie möglich an.
Sie müssen die Augen ein bisschen wie ein Kurzsichtiger zusammenkneifen.
Unter den Fingern müssen Sie ein Zittern spüren.
Halten Sie 15 Sekunden dagegen...
Entspannen.

2-mal wiederholen.

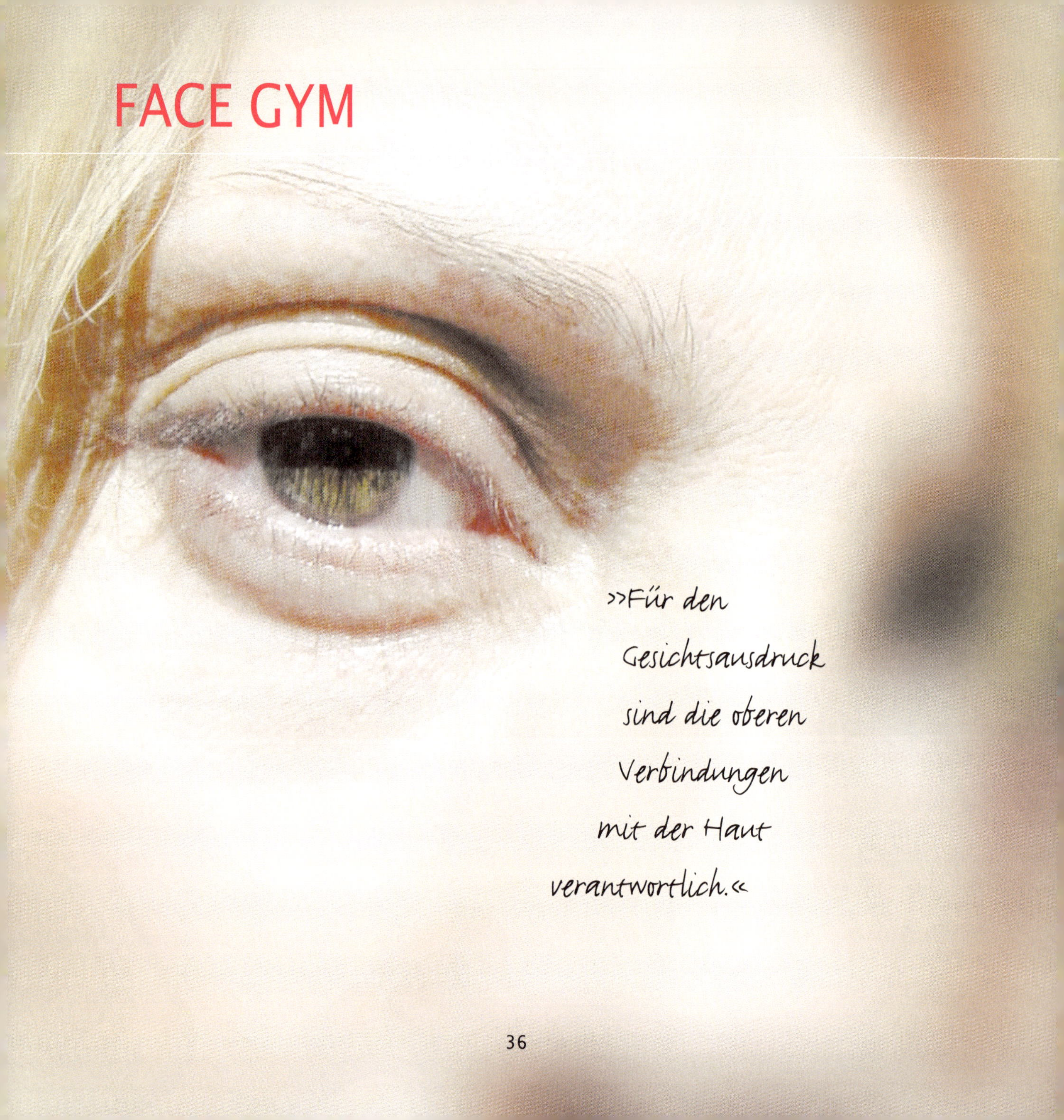

»Für den Gesichtsausdruck sind die oberen Verbindungen mit der Haut verantwortlich.«

Augen

Oberlider und Falten

Achtung!
Finger an den Augenlidern können leicht Bakterien einschleusen!

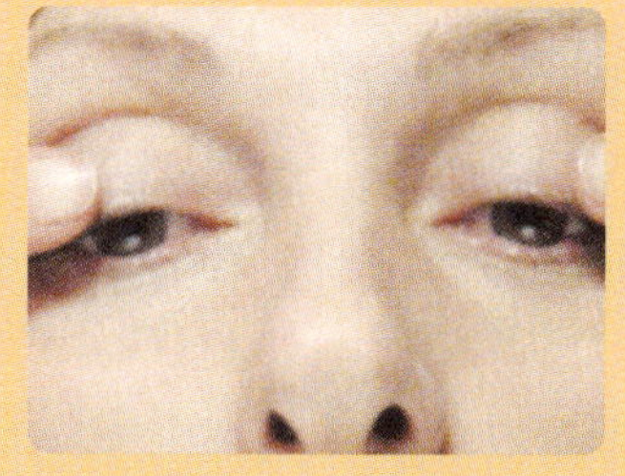

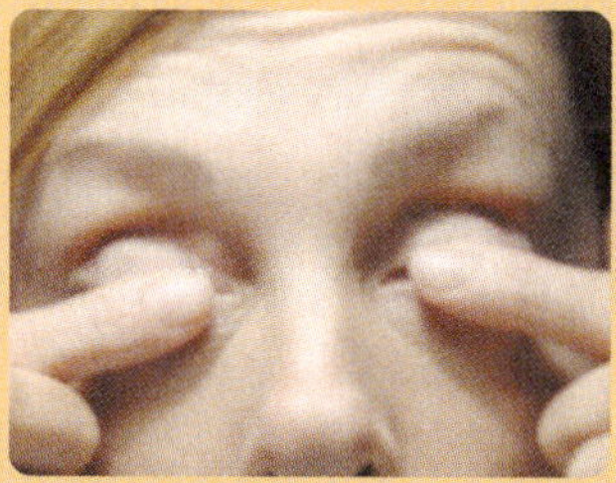

1.

Schließen Sie die Augen, legen Sie die Zeigefinger auf die Oberlider...

2.

... und versuchen Sie, sie gegen den Druck der Finger zu öffnen.

10-mal wiederholen.

Das bewegliche Oberlid muss das Auge beim Blinzeln und im Schlaf vollständig abdecken. Es trägt außerdem zur Verteilung des Tränenfilms über dem Auge bei.

FACE GYM

Die Augenkontur ist ein nur schwach durchbluteter Körperbereich. Das ist einer der Gründe dafür, warum die Haut dort tendenziell schneller altert als anderswo.

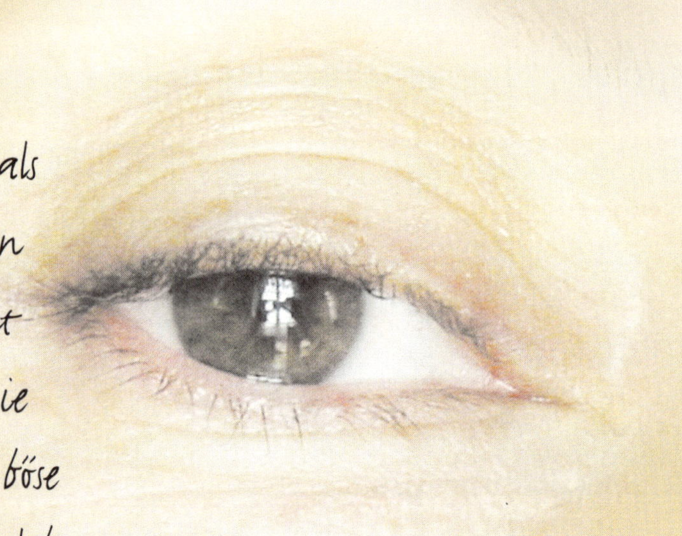

»Berühren Sie niemals mit schmutzigen Händen die Augen, auch nicht die Augenkontur. Sie könnten sonst eine böse Überraschung erleben.«

Augen

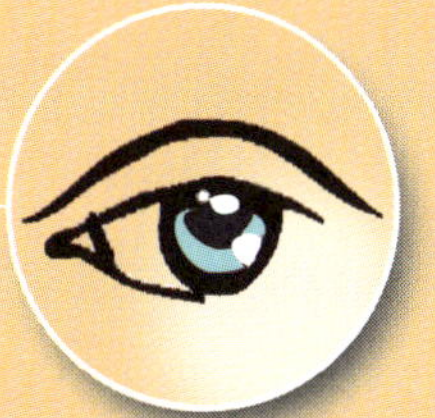

schlaffe Oberlider

Übung zur Kräftigung der Oberlidmuskeln

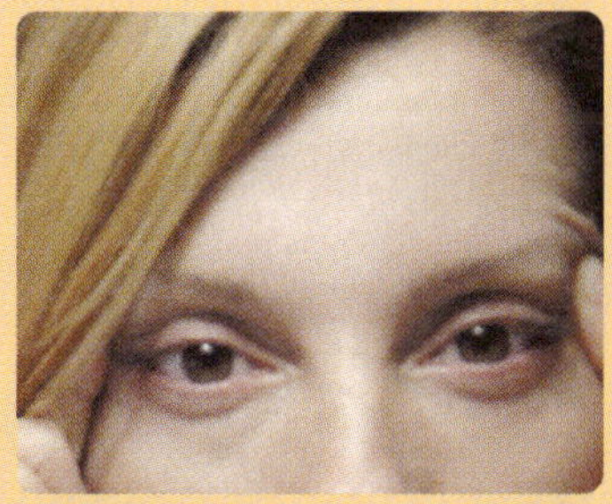

1.

Legen Sie die Zeigefinger an die äußeren Augenwinkel und ziehen Sie sie leicht nach außen. Schließen Sie die Augen so fest Sie können und lassen Sie dabei die Haut der Oberlider gestrafft.

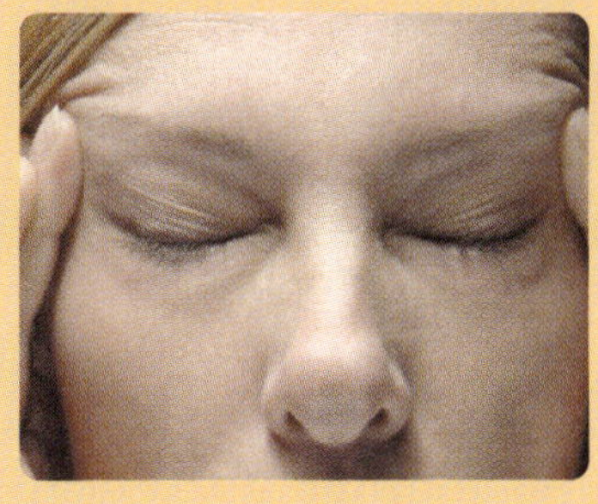

2.

Zählen Sie bis 15. Sie müssen das »Vibrieren« in den äußeren Augenwinkeln spüren.
Entspannen.

10-mal wiederholen.

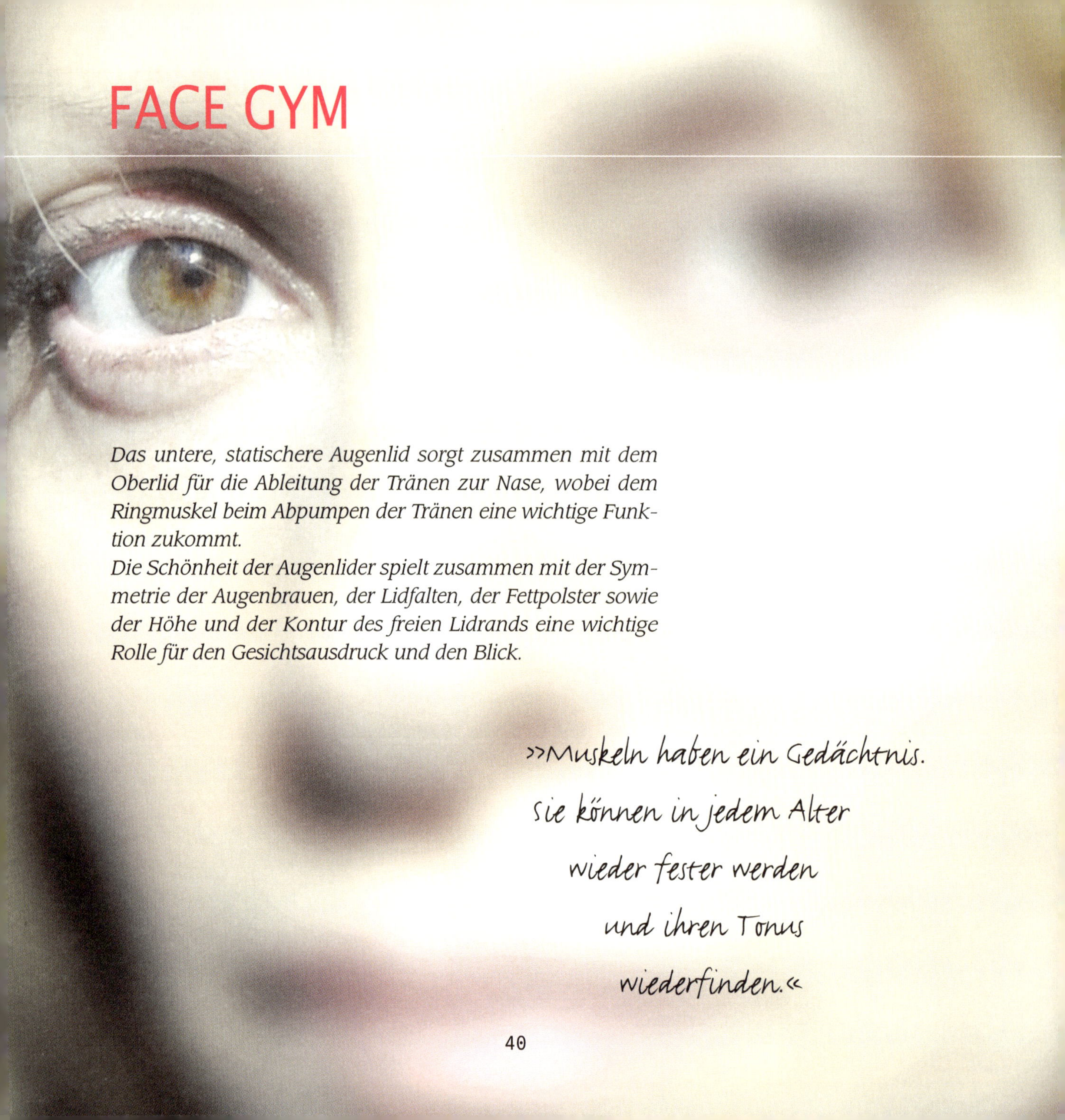

FACE GYM

Das untere, statischere Augenlid sorgt zusammen mit dem Oberlid für die Ableitung der Tränen zur Nase, wobei dem Ringmuskel beim Abpumpen der Tränen eine wichtige Funktion zukommt.
Die Schönheit der Augenlider spielt zusammen mit der Symmetrie der Augenbrauen, der Lidfalten, der Fettpolster sowie der Höhe und der Kontur des freien Lidrands eine wichtige Rolle für den Gesichtsausdruck und den Blick.

»Muskeln haben ein Gedächtnis.
Sie können in jedem Alter
wieder fester werden
und ihren Tonus
wiederfinden.«

Augen

Den Blick verschönern

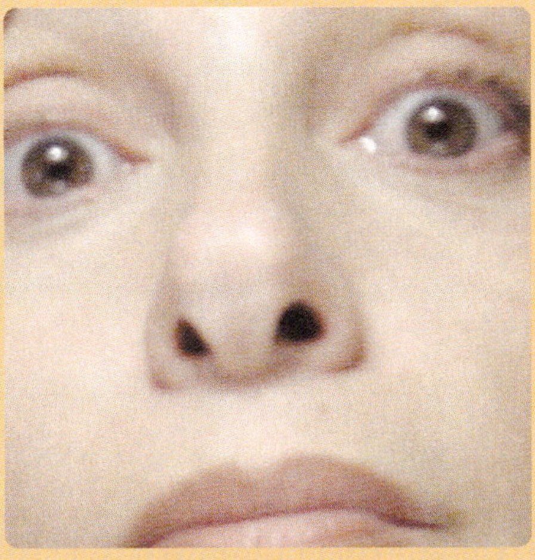

Öffnen Sie so weit wie möglich die Augen, so dass das Weiß über der Pupille sichtbar wird.
Erhöhen Sie die Muskelspannung der Augenlider (ich gebe zu, das ist ziemlich anstrengend).
Zählen Sie bis 5.
Entspannen.

15-mal wiederholen.

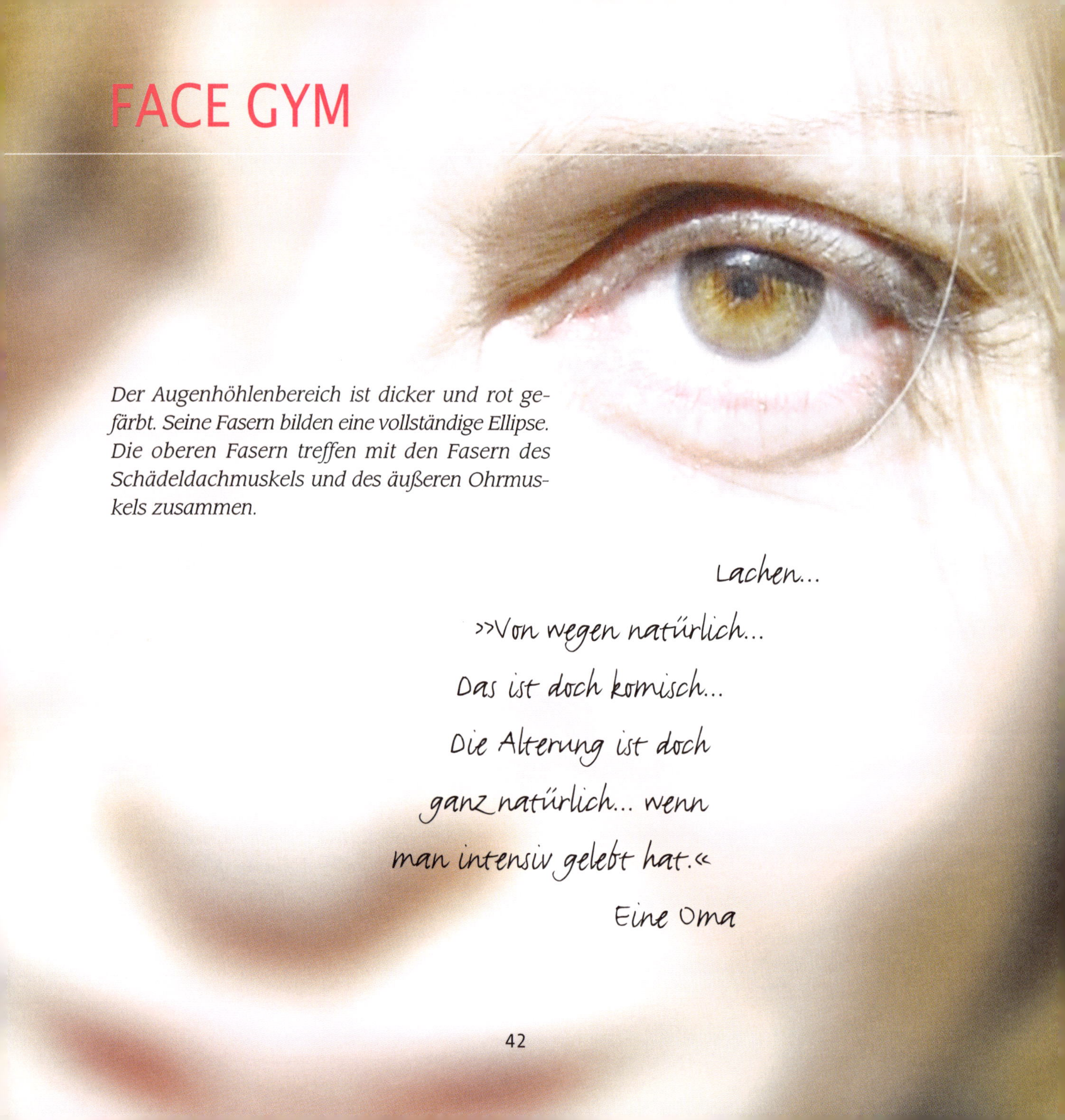

FACE GYM

Der Augenhöhlenbereich ist dicker und rot gefärbt. Seine Fasern bilden eine vollständige Ellipse. Die oberen Fasern treffen mit den Fasern des Schädeldachmuskels und des äußeren Ohrmuskels zusammen.

Lachen…

»Von wegen natürlich…
Das ist doch komisch…
Die Alterung ist doch
ganz natürlich… wenn
man intensiv gelebt hat.«

Eine Oma

Augen

Falten reduzieren

Legen Sie die Daumen links und rechts an den Nacken. Legen Sie dann die anderen Finger flach auf Höhe der Augen an die Schläfen.
Stützen Sie sich mit den Daumen ab und schieben Sie die anderen Finger dabei in Richtung Hinterkopf, so dass die Haut nach hinten gezogen wird.
Wenn Sie an den Ohren angekommen sind, zählen Sie bis 5...

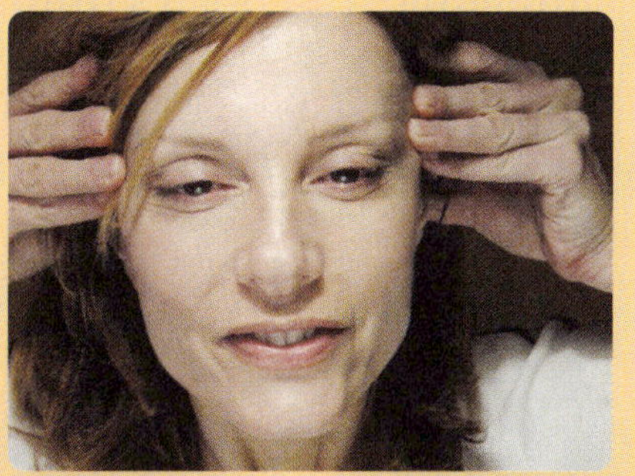

Lassen Sie rasch los, indem Sie die Finger nach hinten schnellen lassen.
Wenn Sie die Übung richtig ausführen, spüren Sie einen angenehmen Schauder und ein leichtes Prickeln.

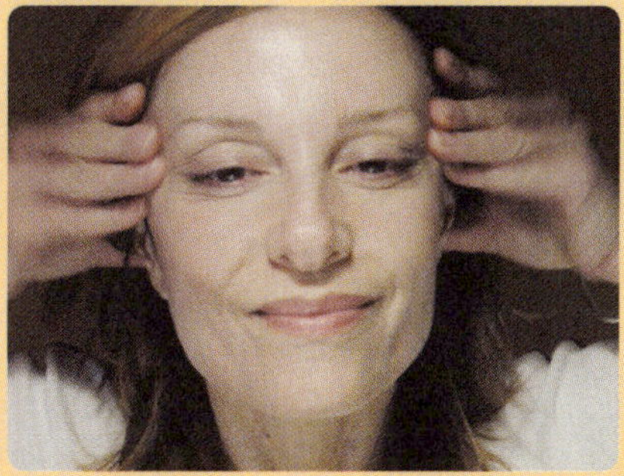

5-mal wiederholen.

FACE GYM

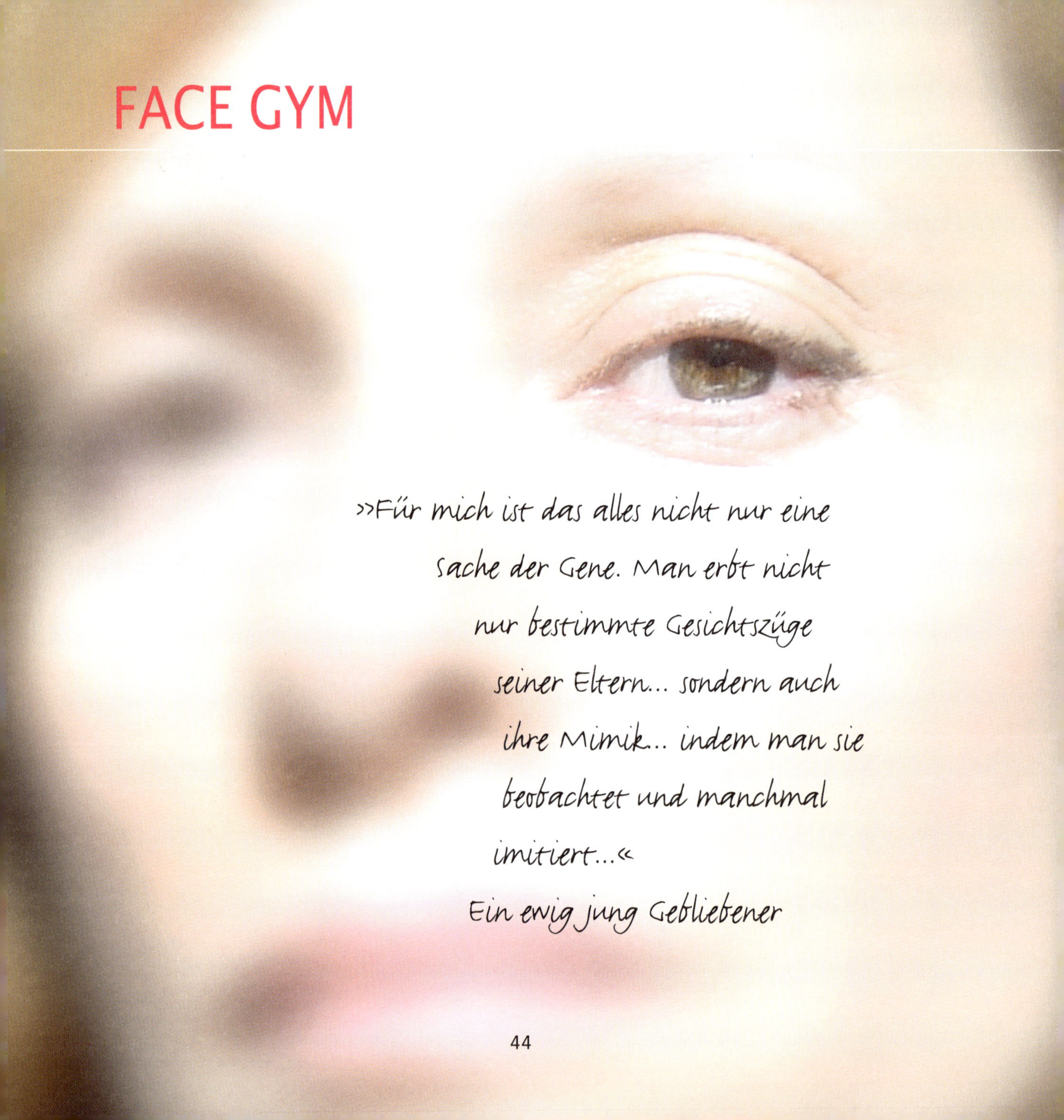

»Für mich ist das alles nicht nur eine Sache der Gene. Man erbt nicht nur bestimmte Gesichtszüge seiner Eltern… sondern auch ihre Mimik… indem man sie beobachtet und manchmal imitiert…«

Ein ewig jung Gebliebener

Augen

Die Augenlider kräftigen

Ganz einfach eigentlich…

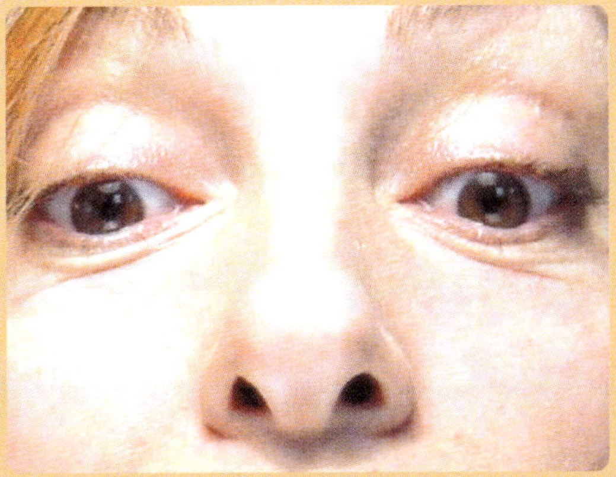

Blicken Sie nach oben, ohne den Kopf zu bewegen. Zählen Sie bis 5, während Sie die Spannung in den Augenlidern erhöhen.
Entspannen.
Führen Sie dann dieselbe Bewegung aus, indem Sie nach unten blicken.

Versuchen Sie, die Übung 10-mal zu wiederholen.

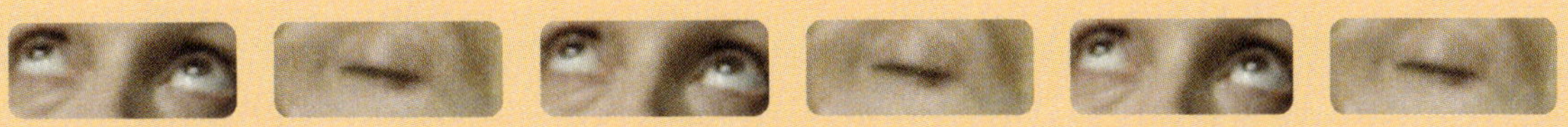

Gesichtsgymnastik

Wangen

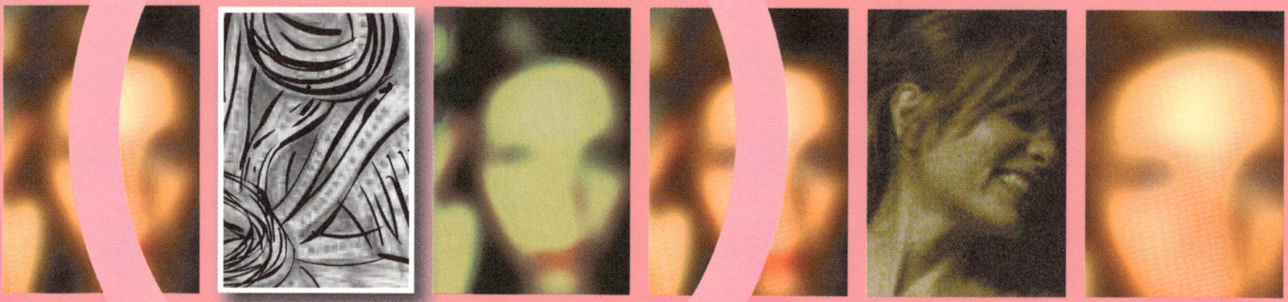

DER GROSSE JOCHBEINMUSKEL *ist ein flacher, dünner Muskel, der dem Jochbein entspringt und innen abwärts zu den Mundwinkeln führt. Seine Aufgabe besteht darin, die Oberlippe nach oben und außen zu ziehen. Er kommt beim Lächeln zum Einsatz.*

DER KLEINE JOCHBEINMUSKEL *ist ein schlanker, schmaler Muskel, der am Jochbein ansetzt und innen abwärts zu den Mundwinkeln führt. Er liegt vor dem Großen Jochbeinmuskel und zieht die Oberlippe nach hinten, oben und außen, um Traurigkeit auszudrücken.*

Wangen

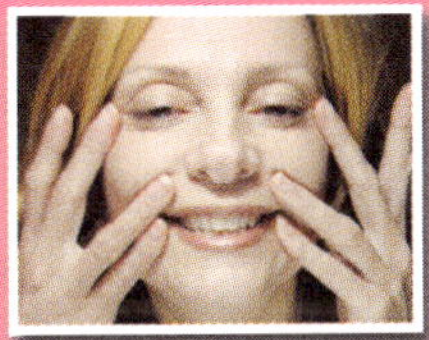

> Zum Lächeln zurückfinden

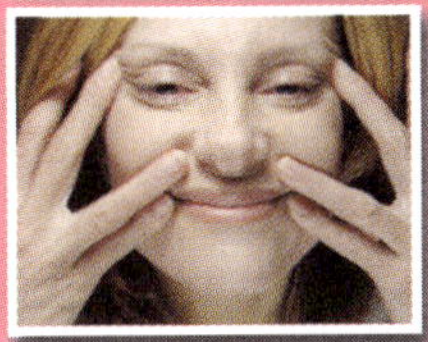

> »Ooooo« sagen

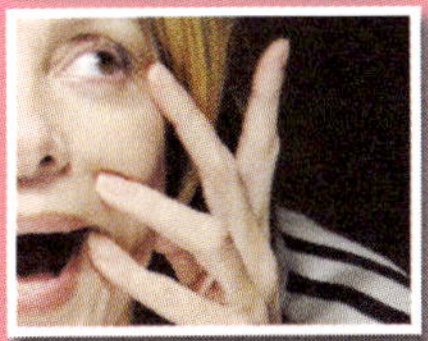

> »Wer A sagt, muss auch...«

FACE GYM

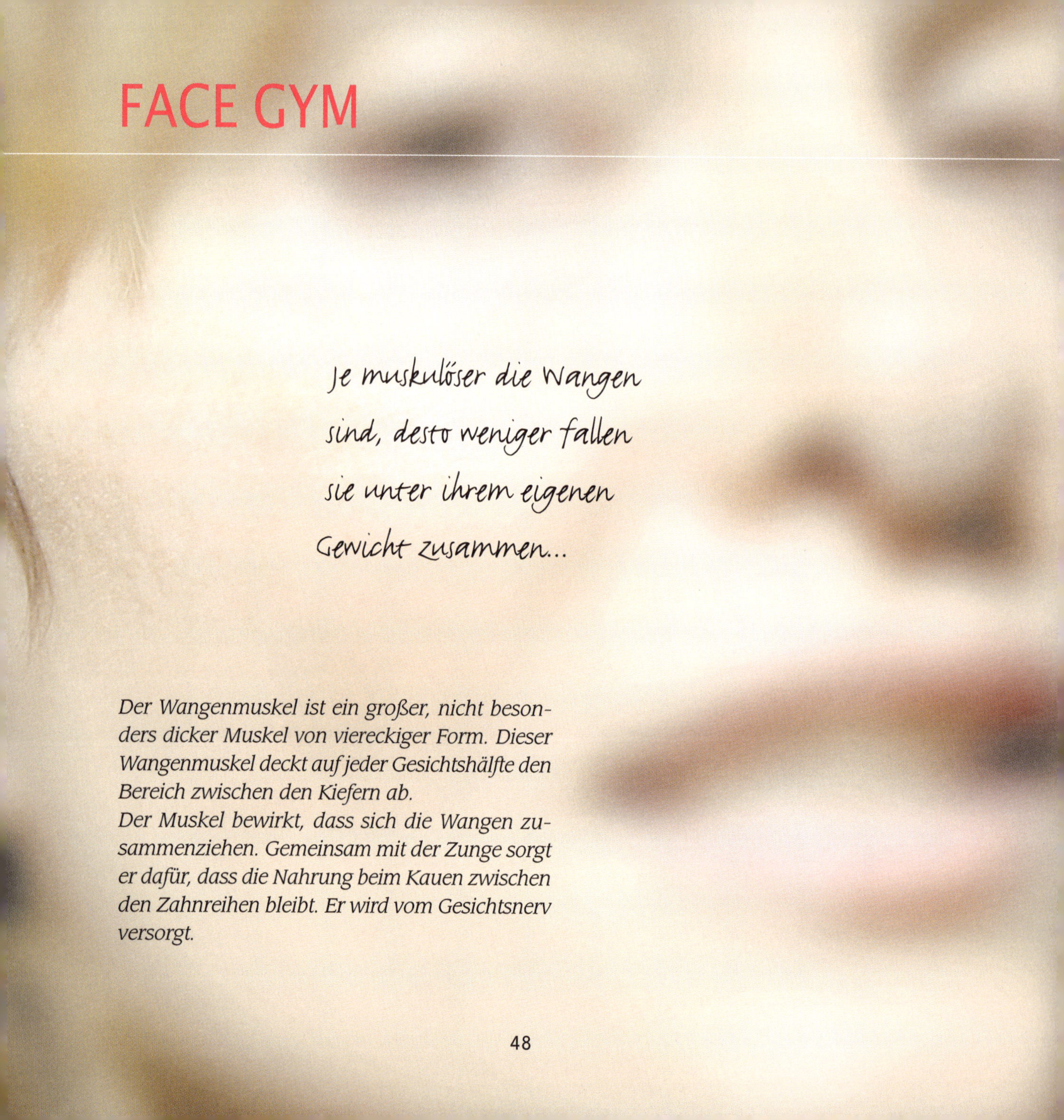

Je muskulöser die Wangen sind, desto weniger fallen sie unter ihrem eigenen Gewicht zusammen…

Der Wangenmuskel ist ein großer, nicht besonders dicker Muskel von viereckiger Form. Dieser Wangenmuskel deckt auf jeder Gesichtshälfte den Bereich zwischen den Kiefern ab.
Der Muskel bewirkt, dass sich die Wangen zusammenziehen. Gemeinsam mit der Zunge sorgt er dafür, dass die Nahrung beim Kauen zwischen den Zahnreihen bleibt. Er wird vom Gesichtsnerv versorgt.

Wangen

Bitte lächeln, Sie werden gefilmt...

Eine hervorragende Übung zur Festigung und Anhebung des oberen Wangenbereichs: Lächeln...

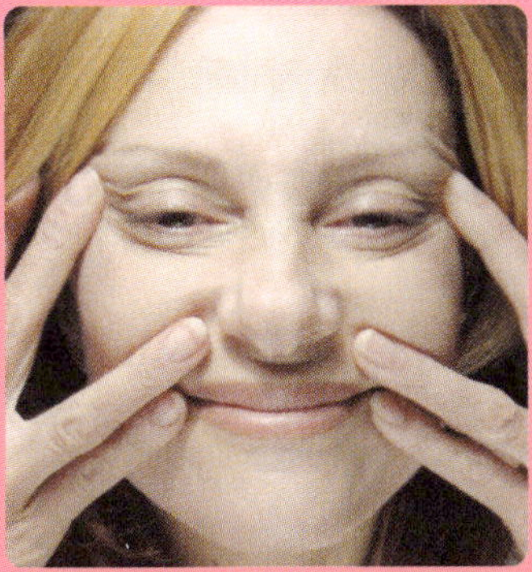

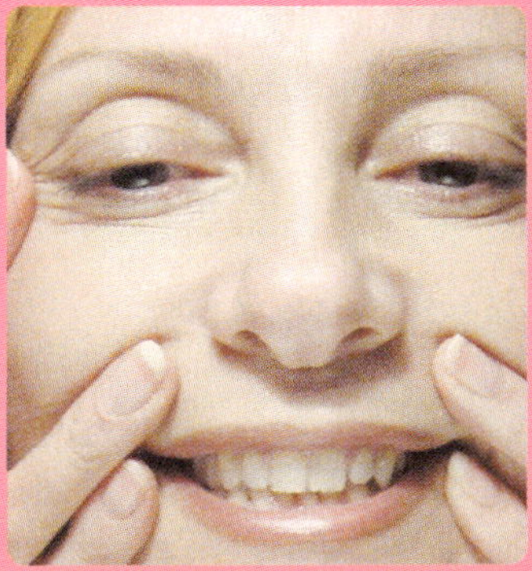

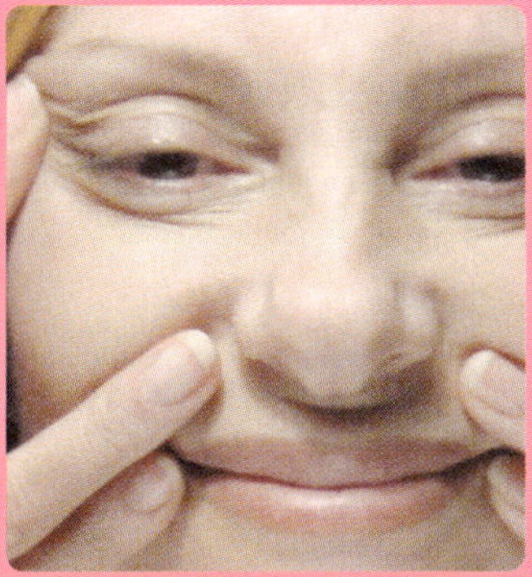

1.

Legen Sie die Finger an die Augenseiten und an den Mund (dorthin, wo beim Lächeln am ehesten Bewegung entsteht).

2.

Lächeln Sie mit aller Kraft und drücken Sie dabei auf die eventuell entstandenen Falten.
Halten Sie 5 Sekunden lang die Spannung.

3.

Entspannen...
Beginnen Sie noch einmal und achten Sie darauf, dass Sie Ihre Haut nicht in Falten legen. Üben Sie sorgfältig und immer vor einem Spiegel.

FACE GYM

Der tiefe Oberlippenheber ist ein flacher Muskel von viereckiger Form.
Er entspringt dem unteren Rand der Augenhöhle direkt im oberen Bereich des Oberkieferknochens und setzt an den Muskelfasern der Oberlippe an.

»Das Gesicht…? Was ist das…?
Unten das Skelett, in der Mitte
eine Muskelschicht, oben Haut,
alles zusammengehalten von zwei
Fettschichten zwischen Knochen
und Muskeln und Haut…«

Wangen

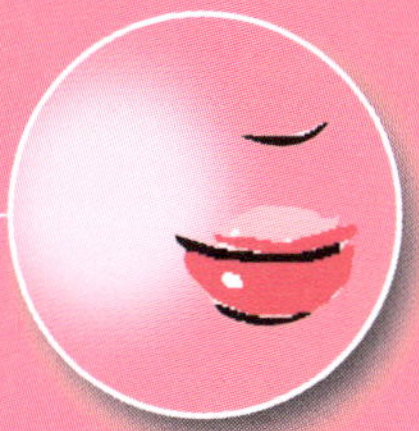

Übung zur Festigung des unteren Wangenbereichs und zur Verhinderung von hängenden Wangen

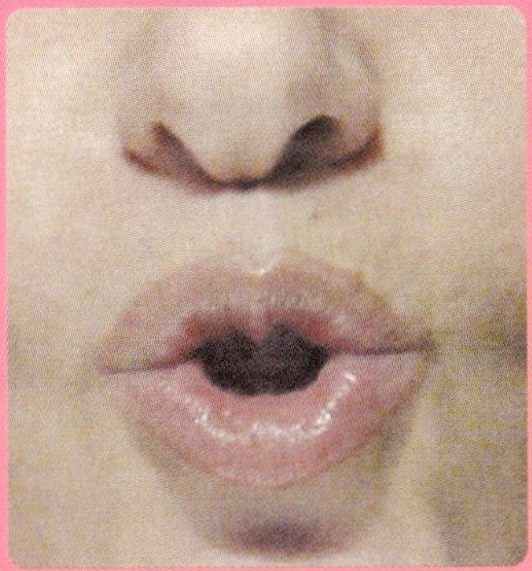

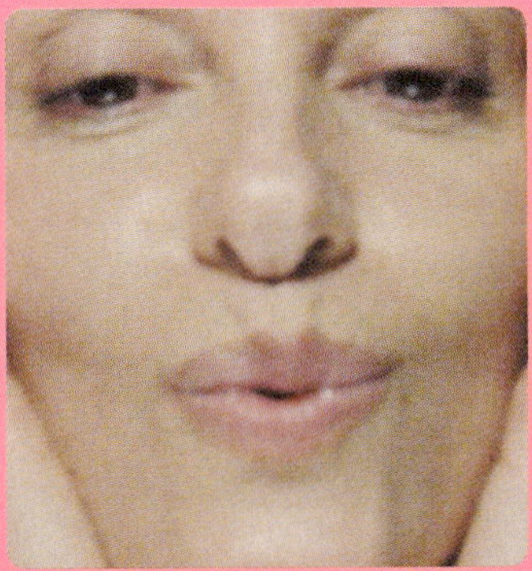

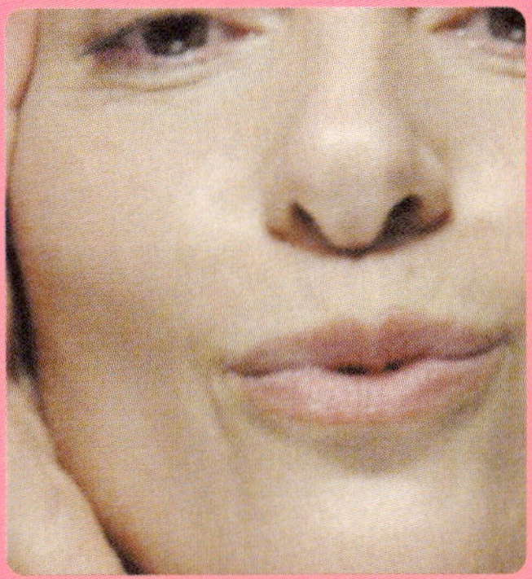

1.

Sagen Sie »O«, ohne den Mund in Falten zu legen, und ziehen Sie dabei die Haut leicht zu den Schläfen.

2.

Versuchen Sie zu lächeln, während Sie »O« sagen, und halten Sie gleichzeitig mit den Mundwinkeln dagegen.

3.

Halten Sie einige Sekunden lang diese Position.
Dann können Sie wieder von vorn beginnen...

Wiederholen Sie die Übung 15-mal.

FACE GYM

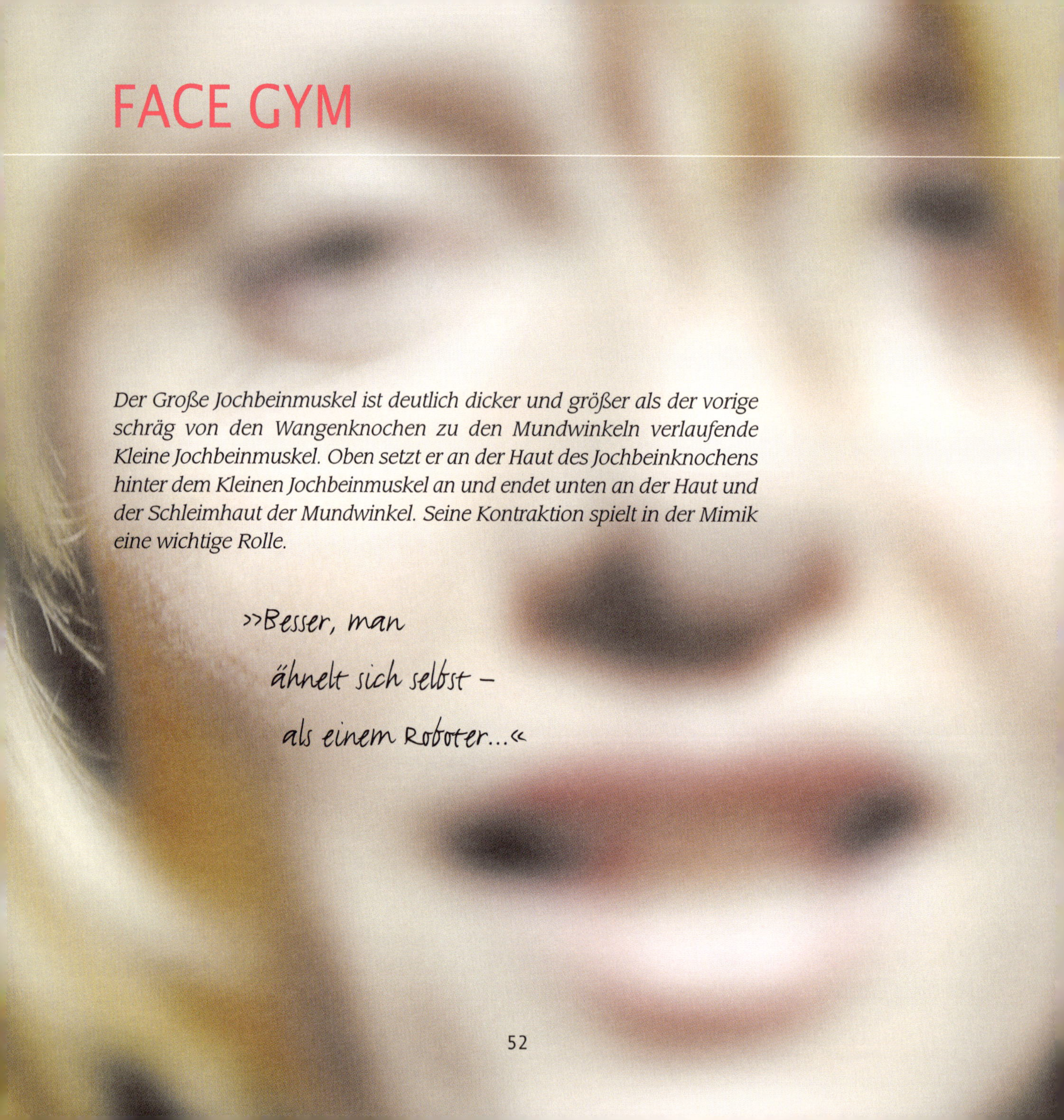

Der Große Jochbeinmuskel ist deutlich dicker und größer als der vorige schräg von den Wangenknochen zu den Mundwinkeln verlaufende Kleine Jochbeinmuskel. Oben setzt er an der Haut des Jochbeinknochens hinter dem Kleinen Jochbeinmuskel an und endet unten an der Haut und der Schleimhaut der Mundwinkel. Seine Kontraktion spielt in der Mimik eine wichtige Rolle.

»Besser, man
ähnelt sich selbst –
als einem Roboter...«

Wangen

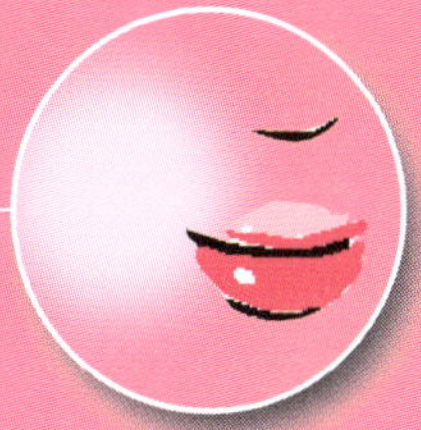

Cheeeeeese...

Den oberen Wangenbereich festigen

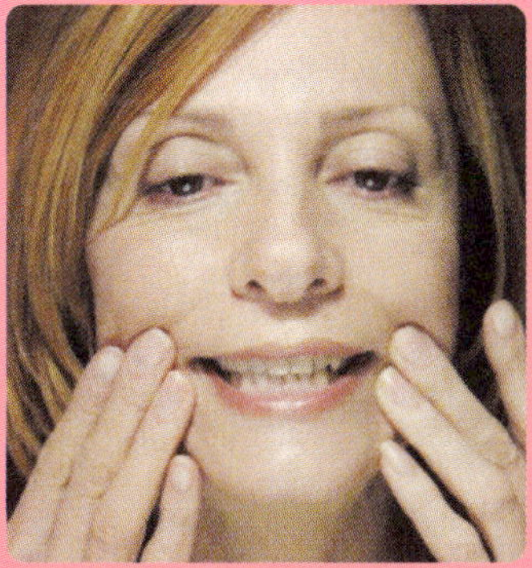

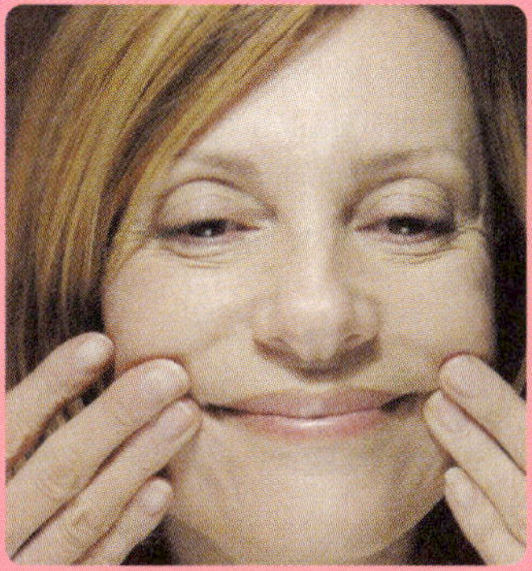

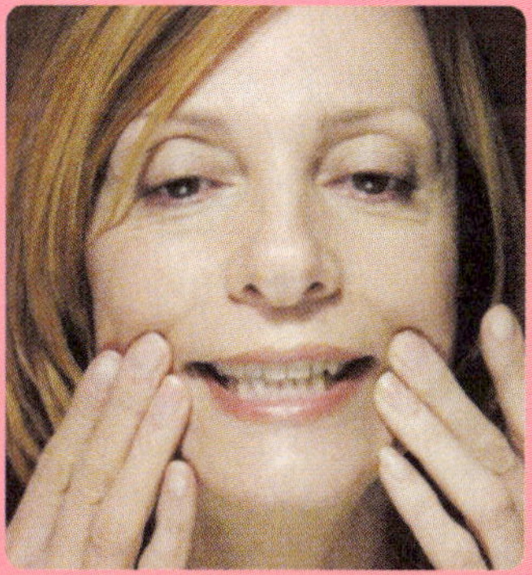

1\.

Sagen Sie »i«, ohne den Mund in Falten zu legen, und ziehen Sie dabei leicht an den Mundwinkeln.

2\.

Halten Sie die Spannung.
Zählen Sie bis 3.

3\.

Entspannen.
Sie können wieder von vorn beginnen...

5-mal hintereinander.

FACE GYM

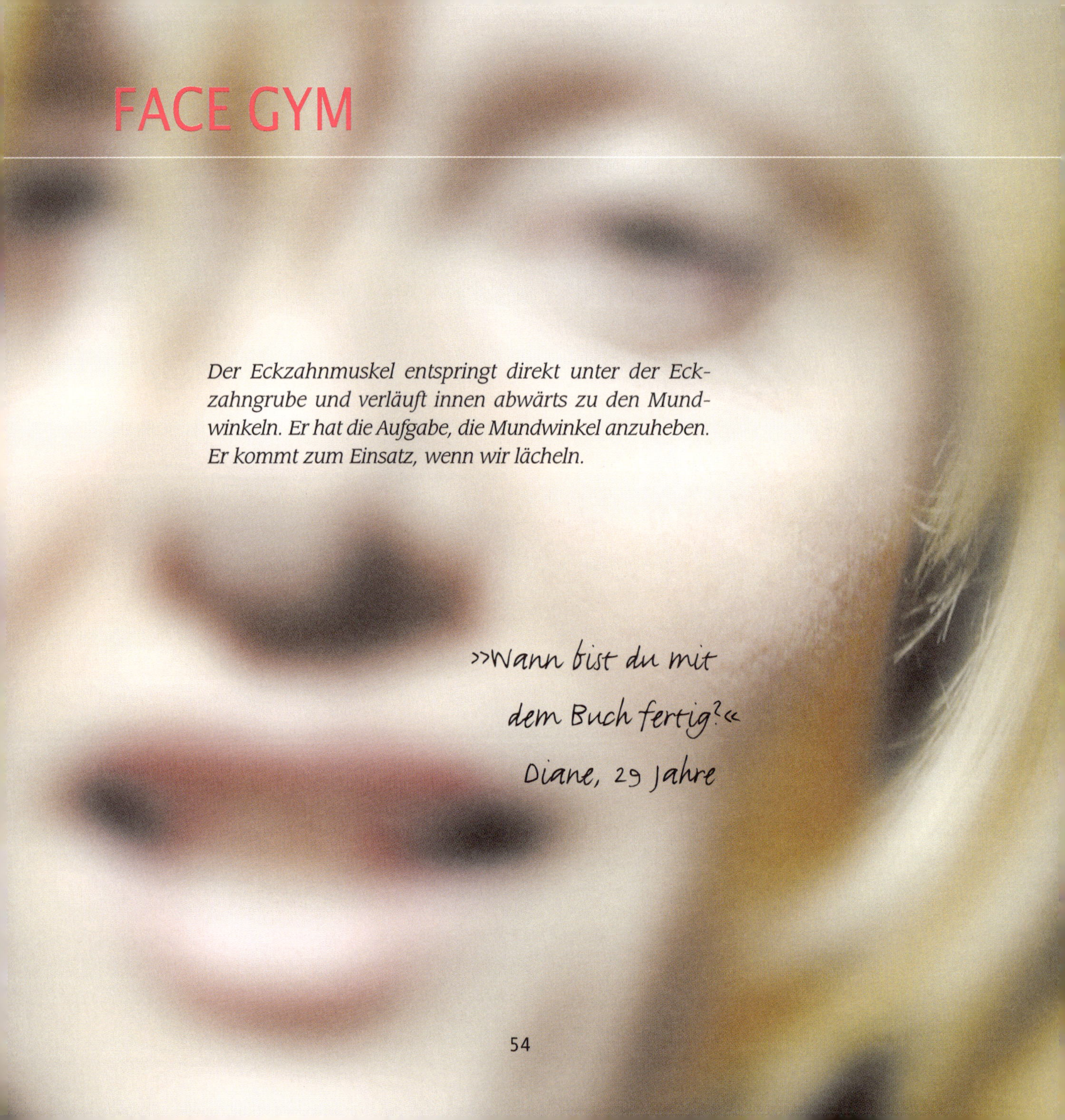

Der Eckzahnmuskel entspringt direkt unter der Eckzahngrube und verläuft innen abwärts zu den Mundwinkeln. Er hat die Aufgabe, die Mundwinkel anzuheben. Er kommt zum Einsatz, wenn wir lächeln.

»Wann bist du mit dem Buch fertig?«
Diane, 29 Jahre

Wangen

Wie beim Onkel Doktor...

Den unteren Wangenbereich festigen und hängende Wangen verhindern

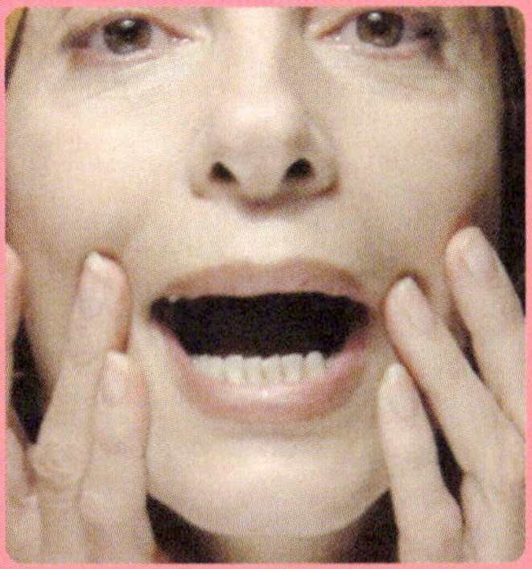

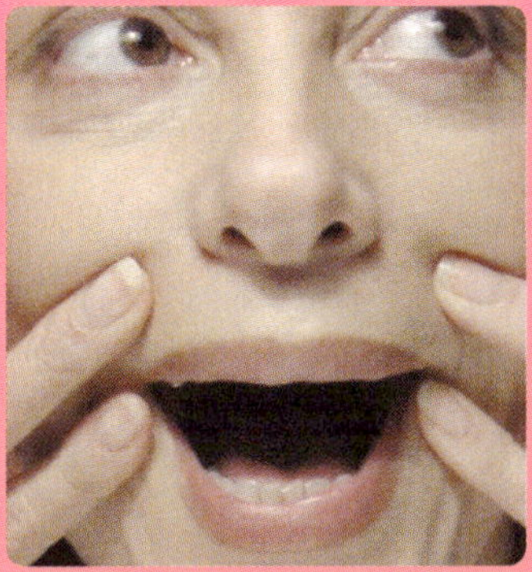

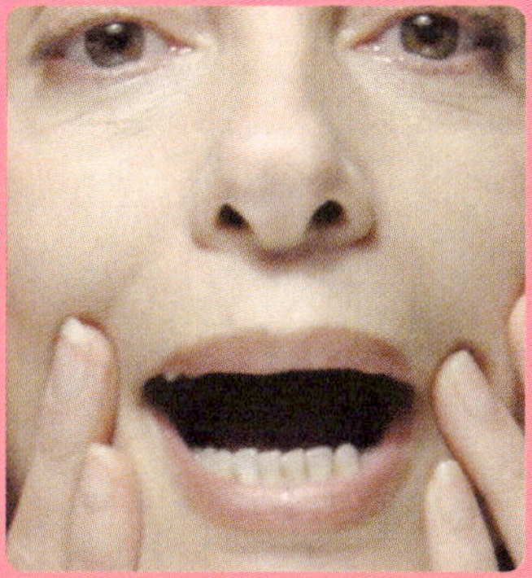

1\.

Sagen Sie »Aaaa« wie beim Onkel Doktor.

2\.

Wenn Sie es richtig machen, spüren Sie, wie sich der untere Teil Ihres Gesichts zusammenzieht.

3\.

Halten Sie 5 Sekunden lang die Spannung.

10-mal wiederholen.

Gesichtsgymnastik

Mund

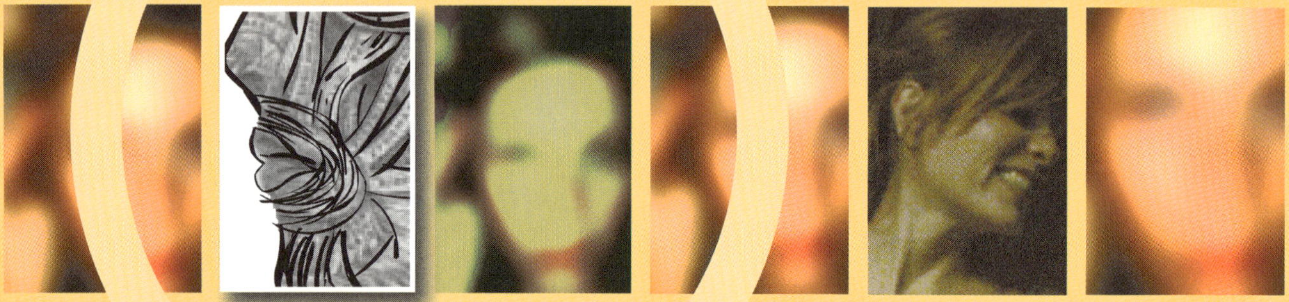

DER DREIECKIGE LIPPENMUSKEL *entspringt über dem Unterkiefer und setzt an den Mundwinkeln an. Er zieht die Mundwinkel nach unten und außen. Er ist der Gegenspieler des Eckzahlmuskels und des Großen Jochbeinmuskels und wird in der Mimik benutzt, um Traurigkeit auszudrücken.*

DER LIPPENRINGMUSKEL *befindet sich zwischen Haut und Schleimhautmembran der Lippen. Er setzt sich aus einem Bündel aus Muskelfasern zusammen, die die Mundhöhle umschließen und sich aufwärts zur Nasenscheidewand und abwärts zum Bereich zwischen Unterlippe und Kinn fortsetzen. Diese Muskelfasern zweigen teilweise von anderen Gesichtsmuskeln ab, die an den Lippen ansetzen. Der Lippenringmuskel führt die Lippen gegen die Zähne und sorgt dafür, dass die Lippen sich schließen und zusammenfalten, zum Beispiel beim Küssen.*

DER ECKZAHNMUSKEL *entspringt direkt unter der Eckzahngrube und verläuft innen abwärts zu den Mundwinkeln. Er hat die Aufgabe, die Mundwinkel anzuheben – z. B. beim Lächeln.*

Mund

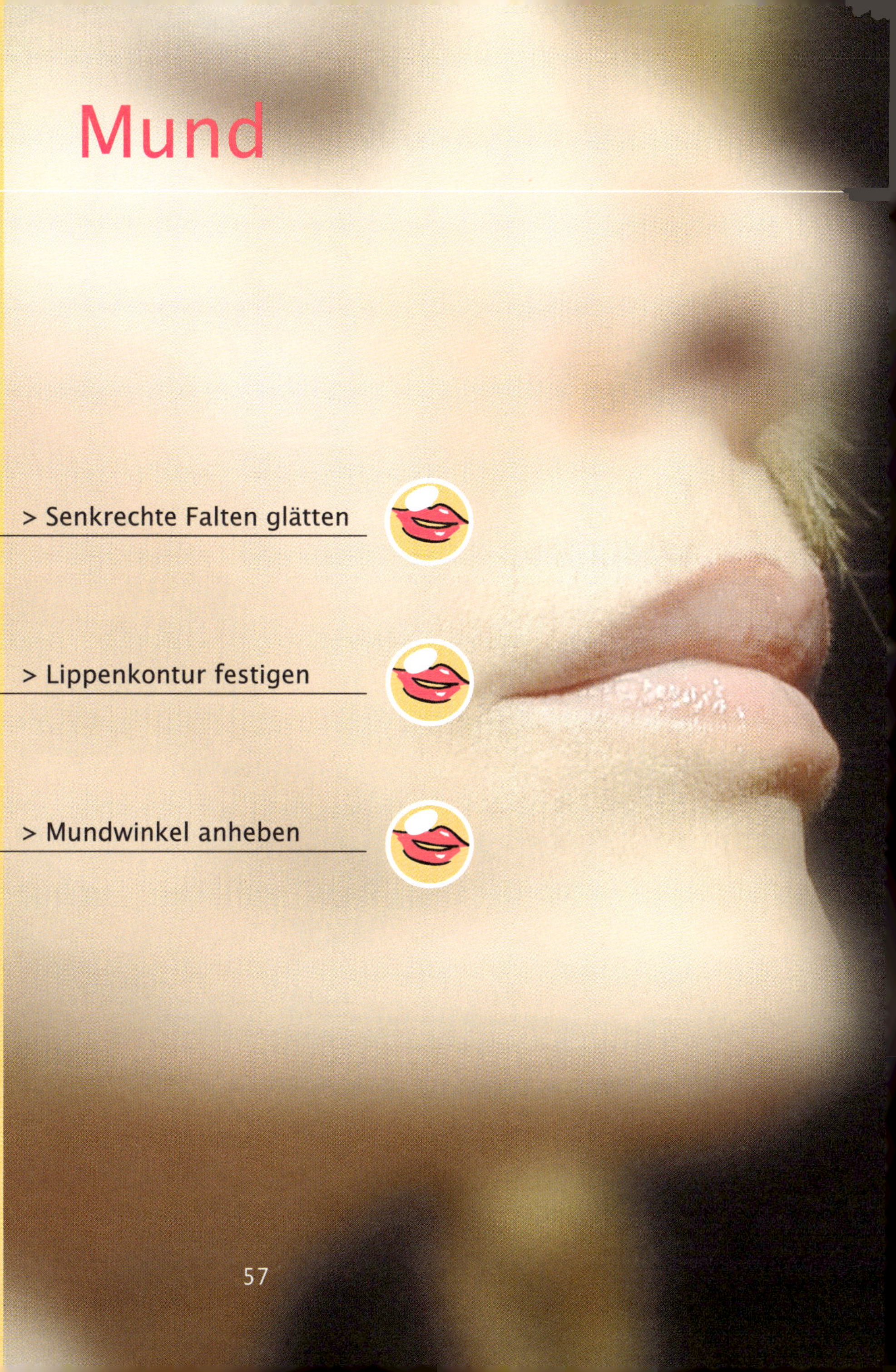

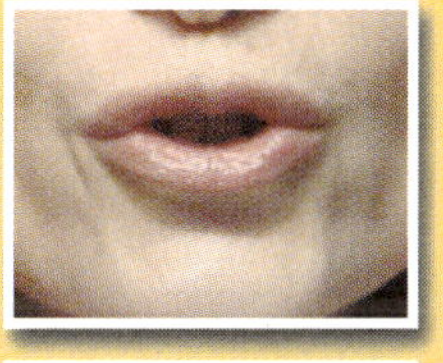

> Senkrechte Falten glätten

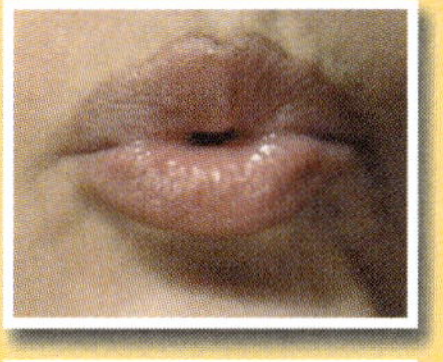

> Lippenkontur festigen

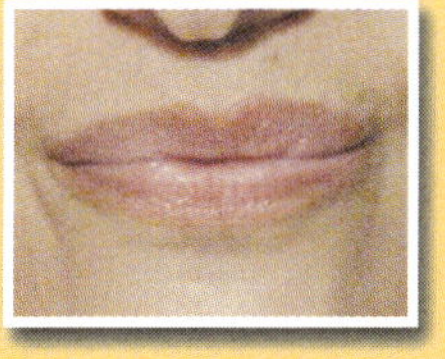

> Mundwinkel anheben

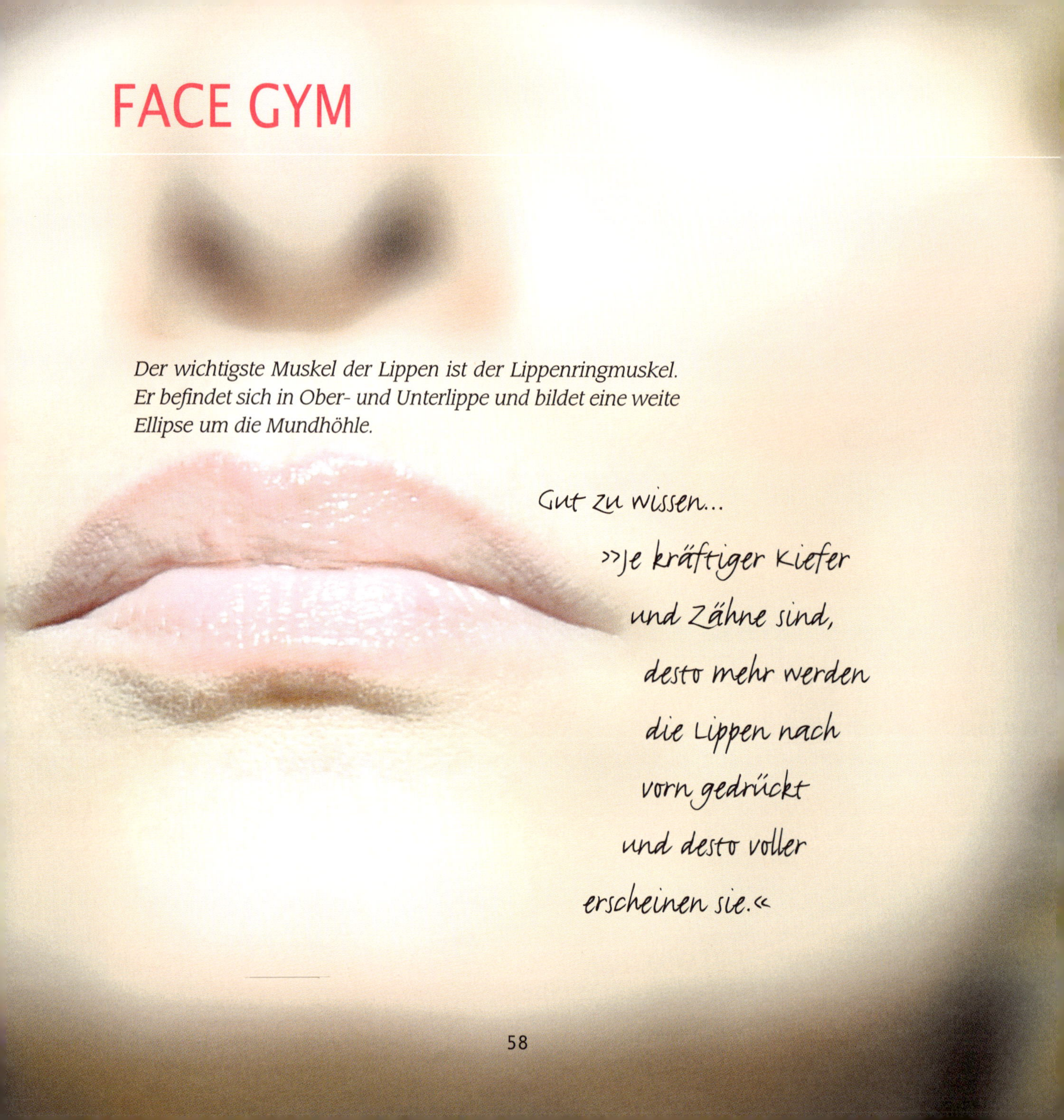

FACE GYM

Der wichtigste Muskel der Lippen ist der Lippenringmuskel. Er befindet sich in Ober- und Unterlippe und bildet eine weite Ellipse um die Mundhöhle.

Gut zu wissen…

»Je kräftiger Kiefer und Zähne sind, desto mehr werden die Lippen nach vorn gedrückt und desto voller erscheinen sie.«

Mund

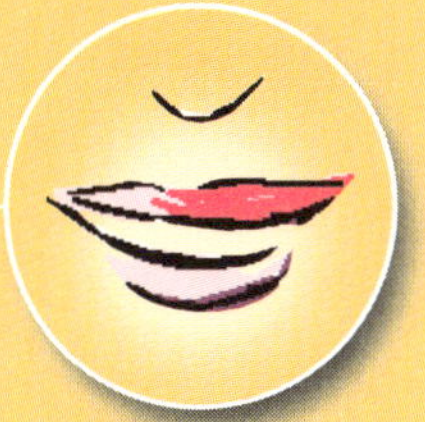

senkrechte Falten glätten

Mit folgender Übung können Sie die Lippenkontur verbessern und diesen Bereich sogar ein wenig aufpolstern.

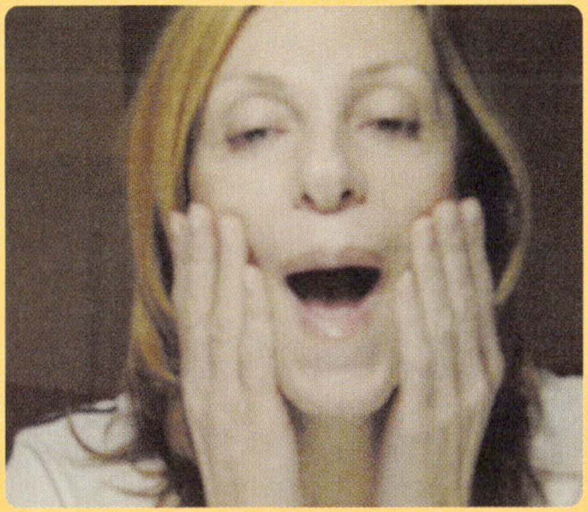

Ziehen Sie die Lippen an die Zähne heran und achten Sie darauf, dass Sie dabei nicht andere Gesichtspartien in Falten legen (besonders die Augen). Drücken Sie mit den Händen auf die Falten, die sich um den Mund bilden.
Halten Sie 5 Sekunden lang diese Spannung und versuchen Sie, gleichzeitig die Mundwinkel nach oben zu ziehen.

Entspannen.

10-mal wiederholen.

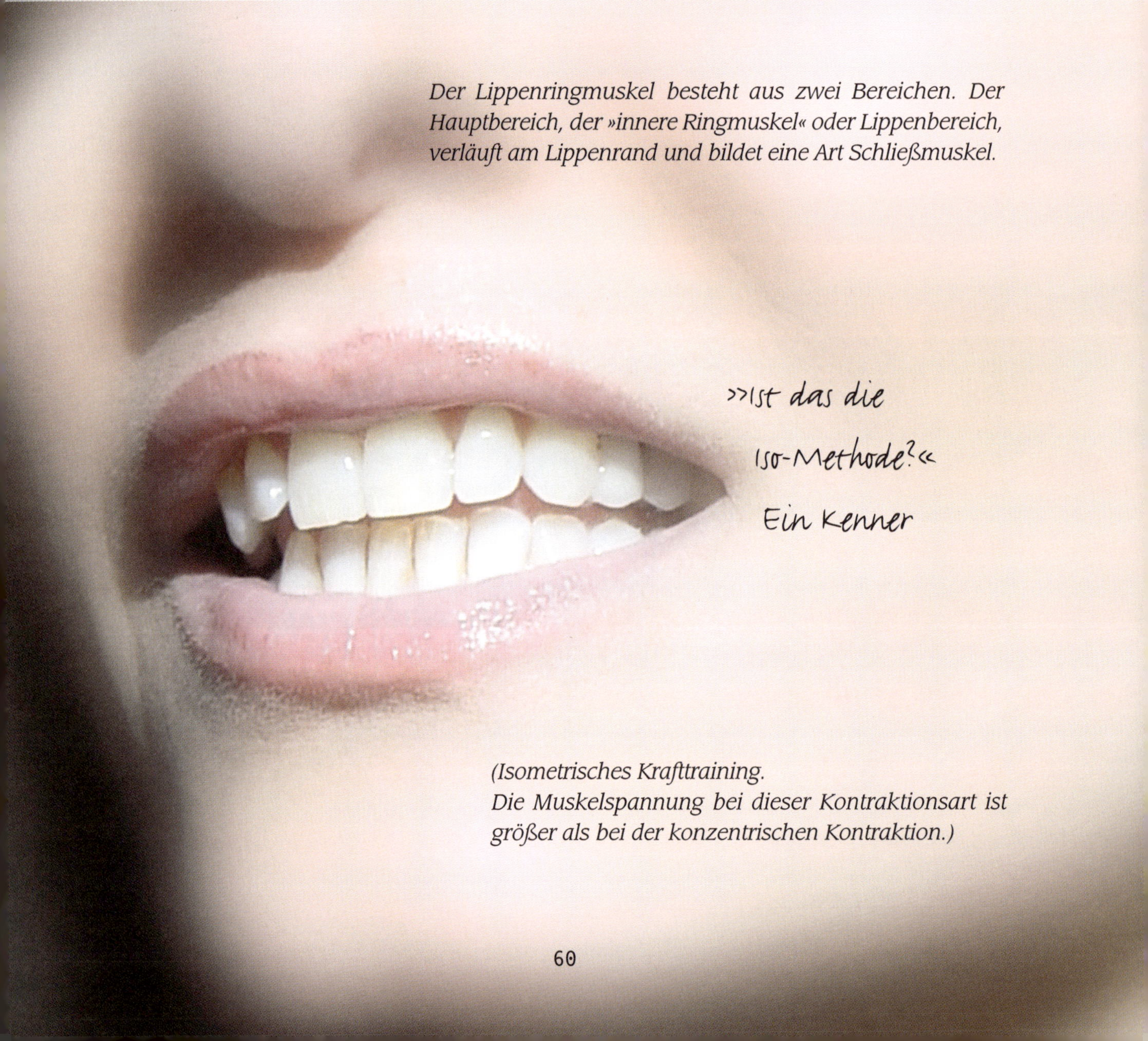

Der Lippenringmuskel besteht aus zwei Bereichen. Der Hauptbereich, der »innere Ringmuskel« oder Lippenbereich, verläuft am Lippenrand und bildet eine Art Schließmuskel.

»Ist das die Iso-Methode?«
Ein Kenner

(Isometrisches Krafttraining.
Die Muskelspannung bei dieser Kontraktionsart ist größer als bei der konzentrischen Kontraktion.)

Mund

Lippenkontur festigen

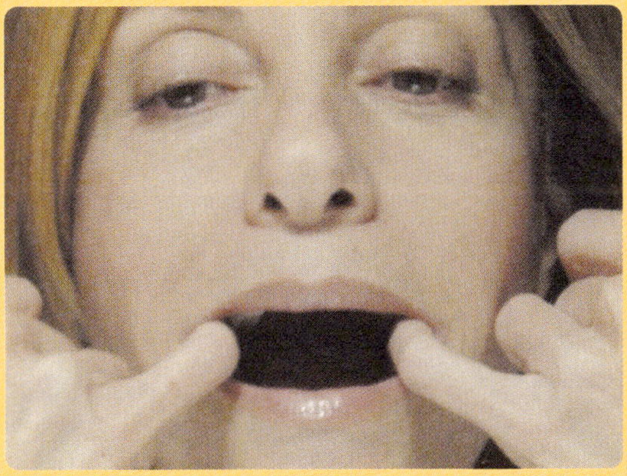

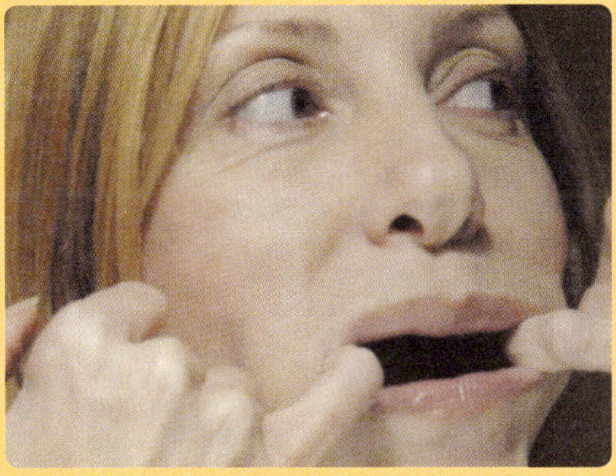

1.

Haken Sie zwei Finger an der Wangeninnenseite ein.
Ziehen Sie sie nach außen und versuchen Sie dabei, den Mund geschlossen zu halten.

2.

Erhöhen Sie 5 Sekunden lang den Widerstand und entspannen Sie sanft, während Sie zur Ausgangsposition zurückkehren.

10-mal wiederholen.

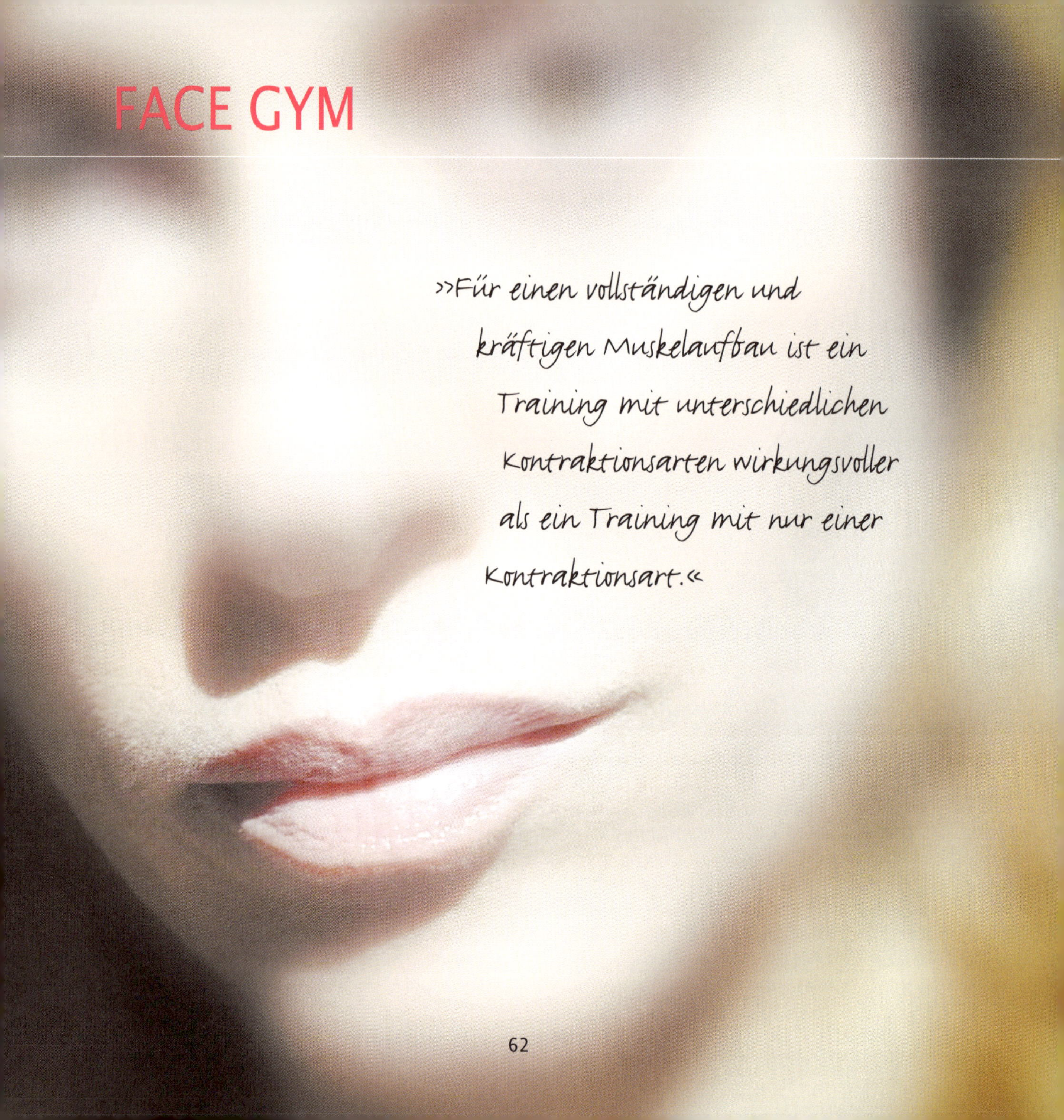

FACE GYM

»Für einen vollständigen und kräftigen Muskelaufbau ist ein Training mit unterschiedlichen Kontraktionsarten wirkungsvoller als ein Training mit nur einer Kontraktionsart.«

Mund

Mundwinkel anheben

Das obere und untere Muskelbündel des inneren Ringmuskels überkreuzt sich an jedem Mundwinkel und endet an Haut und Schleimhaut.

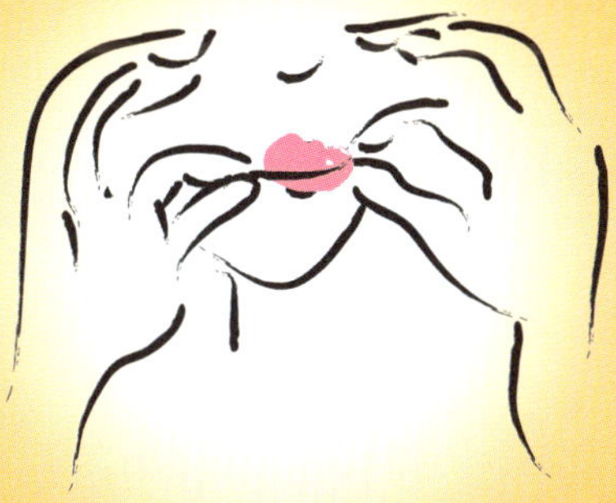

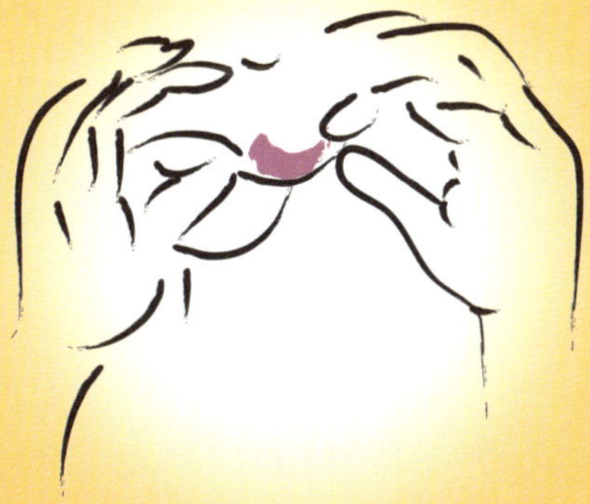

1.

Fassen Sie die Oberlippe und ziehen Sie sie waagerecht nach vorn. Lächeln Sie. Halten Sie einige Sekunden lang diese Position und achten Sie darauf, dabei nicht die Augen in Falten zu legen.

2.

Hören Sie auf zu lächeln und ziehen Sie weiter an der Oberlippe.
Zählen Sie bis 5.
Entspannen.

5-mal wiederholen.

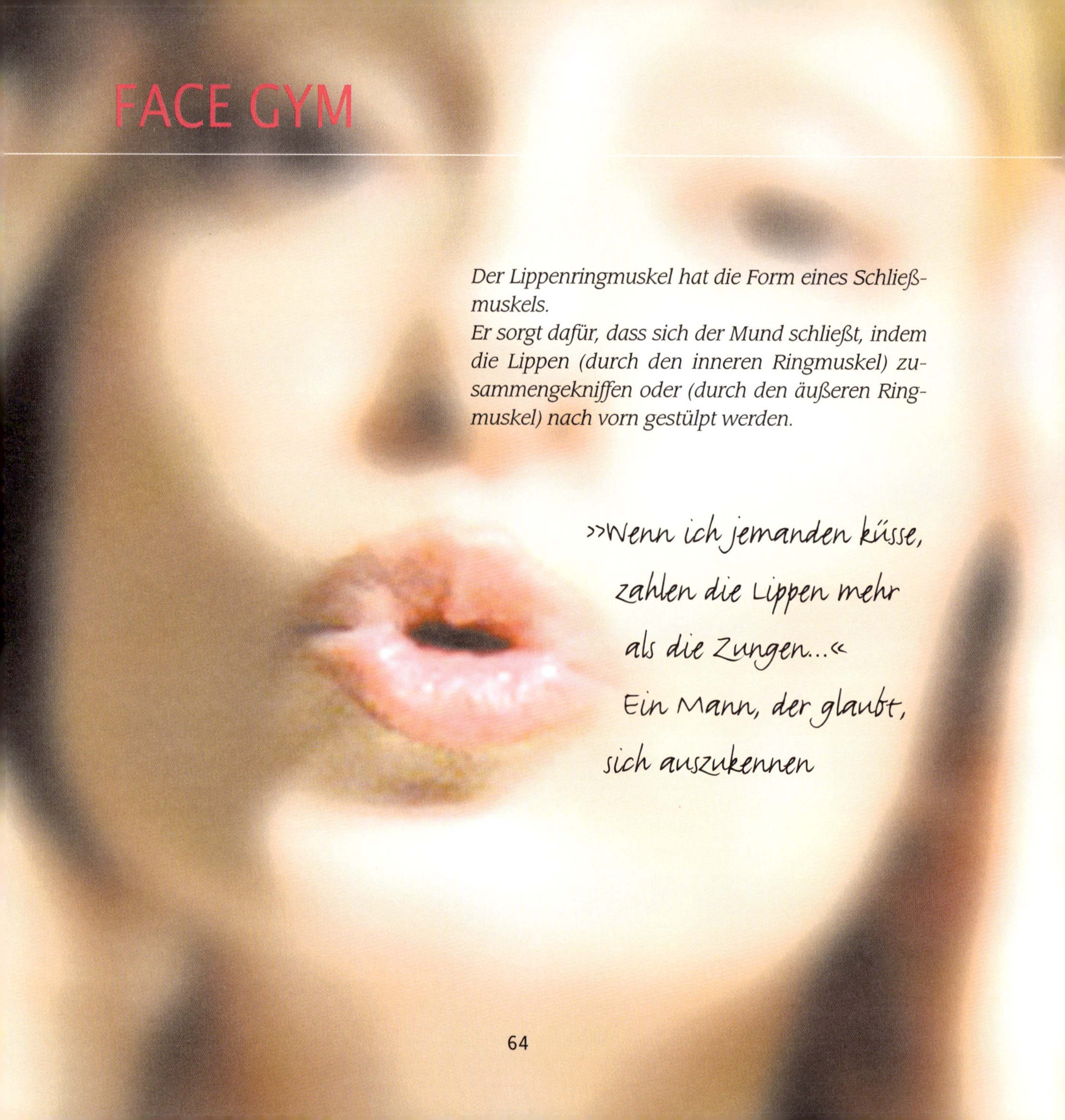

FACE GYM

Der Lippenringmuskel hat die Form eines Schließmuskels.
Er sorgt dafür, dass sich der Mund schließt, indem die Lippen (durch den inneren Ringmuskel) zusammengekniffen oder (durch den äußeren Ringmuskel) nach vorn gestülpt werden.

»Wenn ich jemanden küsse,
zahlen die Lippen mehr
als die Zungen...«
Ein Mann, der glaubt,
sich auszukennen

Mund

Mund mit dünnen Lippen ohne Volumen

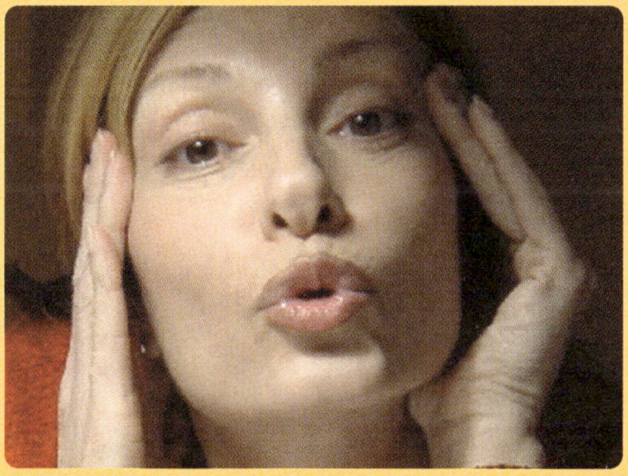

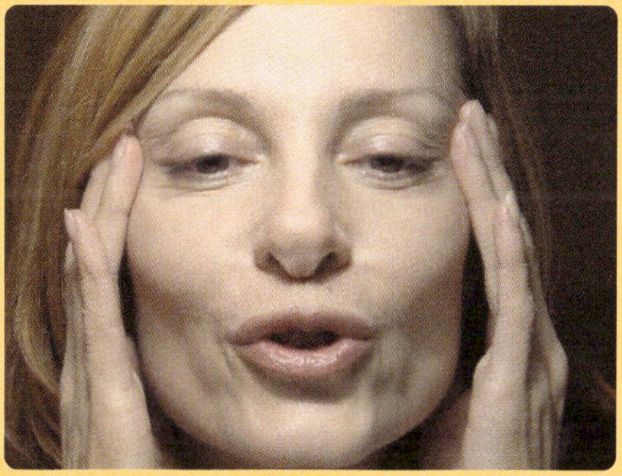

1.

Sagen Sie »o« und ziehen Sie dabei die Muskeln um die Lippen zusammen.
Legen Sie dabei nicht den Mund in Falten und vertiefen Sie nicht die Nasolabialfalte.

(Richtig ausgeführt kann diese Übung Ihnen in der ersten Zeit das Gefühl geben, Sie hätten sich verbrannt.)

2.

Sagen Sie dann »e« und halten Sie mit den Mundwinkeln dagegen.
Zählen Sie bis 5.
Entspannen.

Machen Sie diese Bewegungen 10-mal hintereinander.

FACE GYM

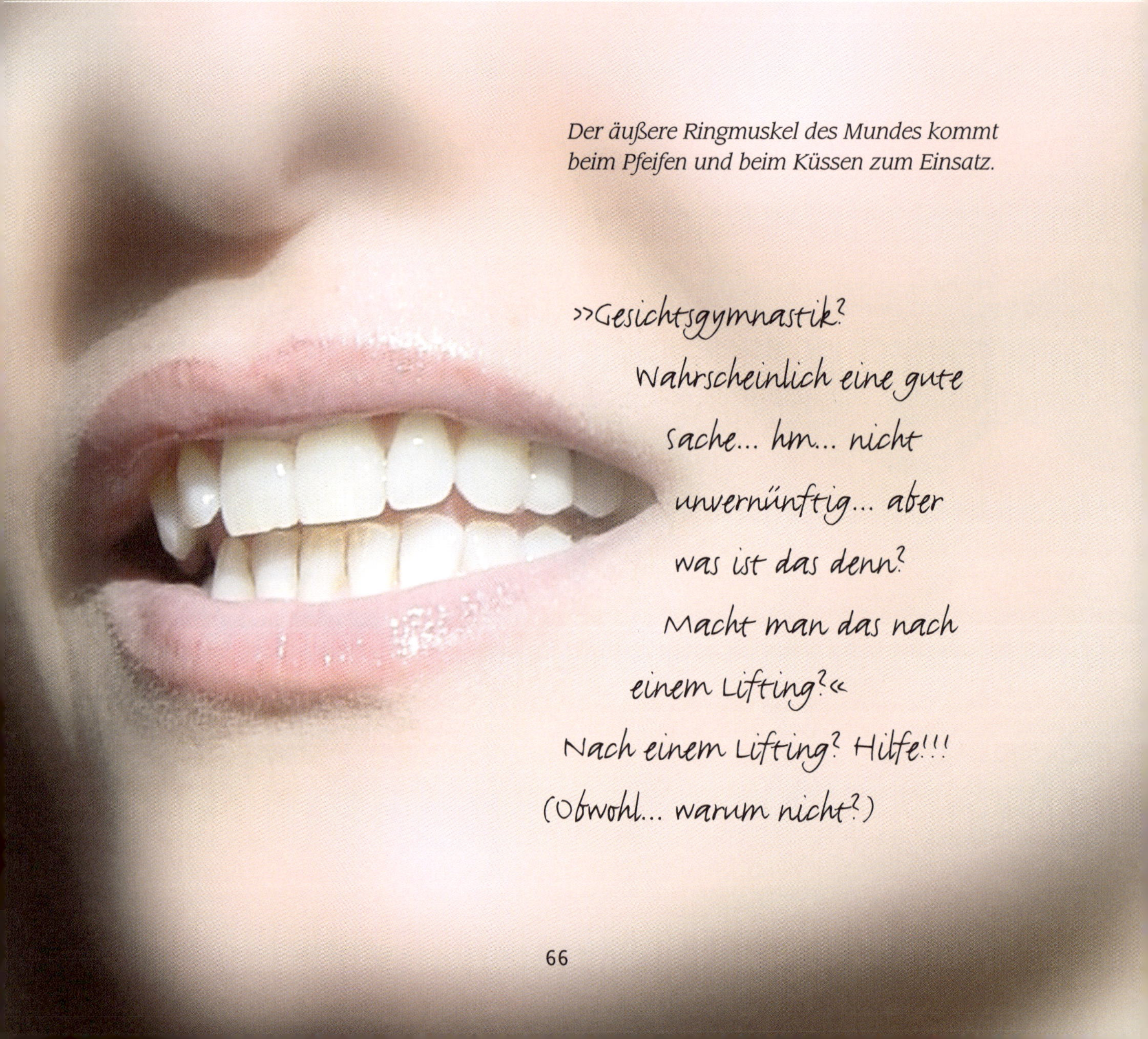

Der äußere Ringmuskel des Mundes kommt beim Pfeifen und beim Küssen zum Einsatz.

»Gesichtsgymnastik? Wahrscheinlich eine gute Sache… hm… nicht unvernünftig… aber was ist das denn? Macht man das nach einem Lifting?«
Nach einem Lifting? Hilfe!!!
(Obwohl… warum nicht?)

Mund

Lippenkontur festigen

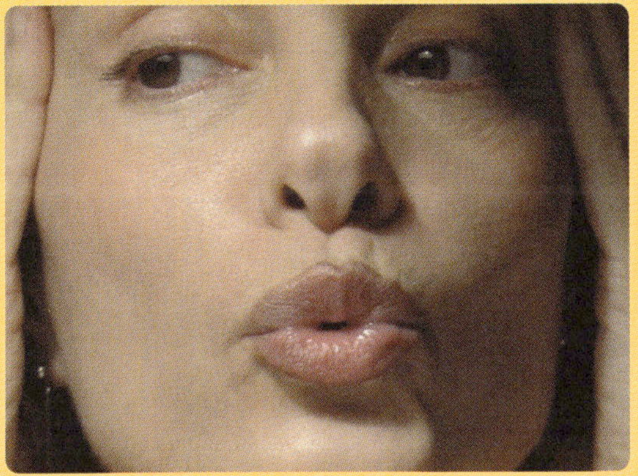

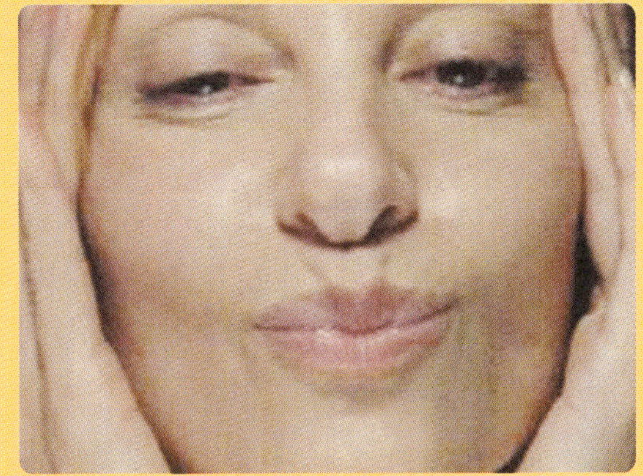

1.

Bringen Sie die Lippen zusammen, als wollten Sie jemanden küssen.
Ziehen Sie sie zusammen und versuchen Sie dabei, die Enstehung von senkrechten Falten zu verhindern.

2.

Halten Sie 5 Sekunden lang diese Position.

Entspannen.
10-mal wiederholen.

FACE GYM

Nur der Lippenringmuskel sorgt für das Schließen des Mundes, die anderen Muskeln dagegen öffnen die Mundhöhle, indem sie die Oberlippe anheben.

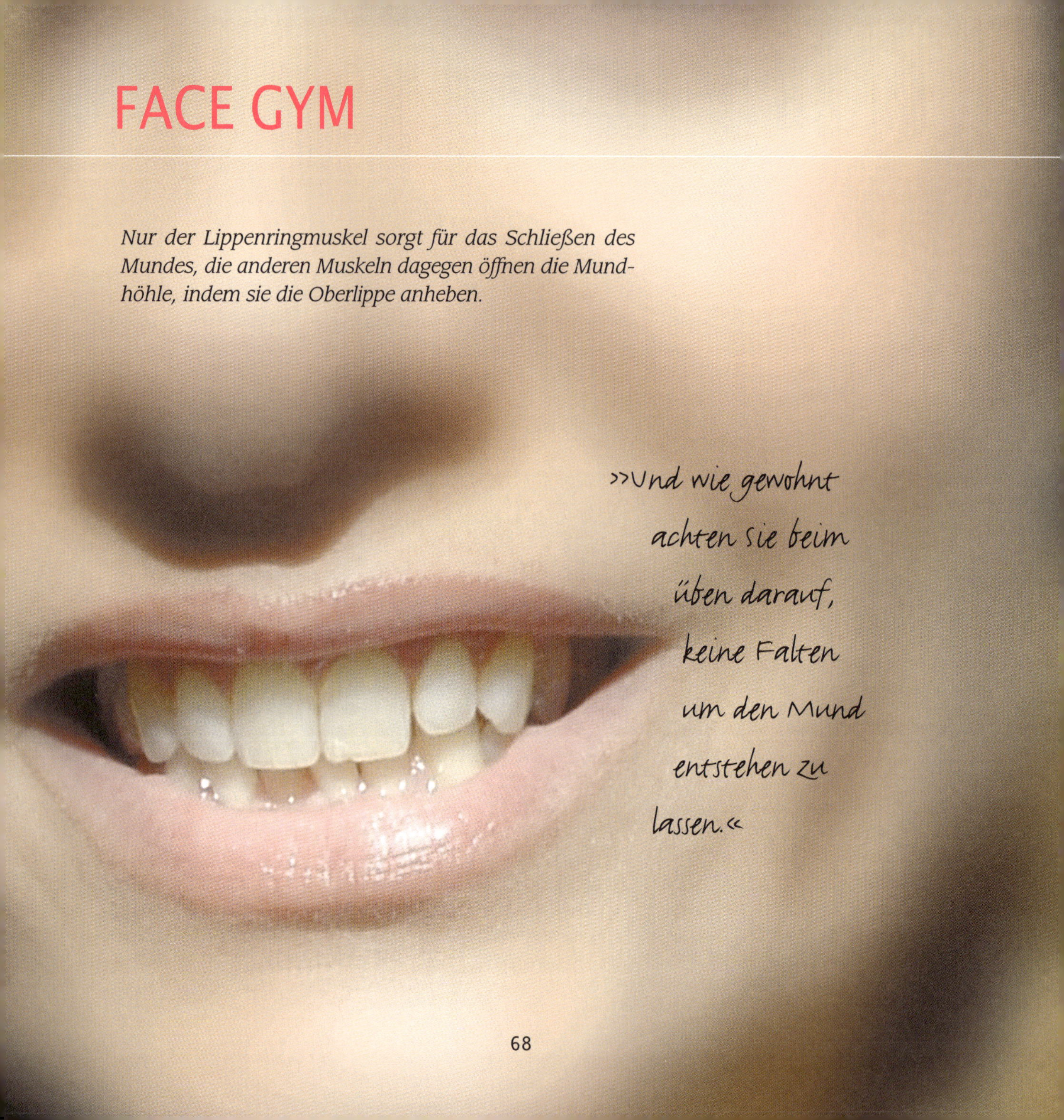

»Und wie gewohnt achten Sie beim Üben darauf, keine Falten um den Mund entstehen zu lassen.«

Mund

Einfach und wirkungsvoll

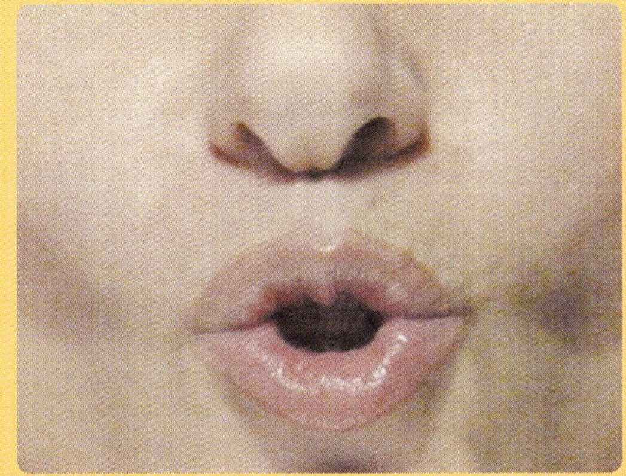

Sagen Sie »o« und erhöhen Sie die Lippenspannung.
Halten Sie 5 Sekunden lang die Muskelkontraktion.

Entspannen.
10-mal wiederholen.

Gesichtsgymnastik

Gesicht

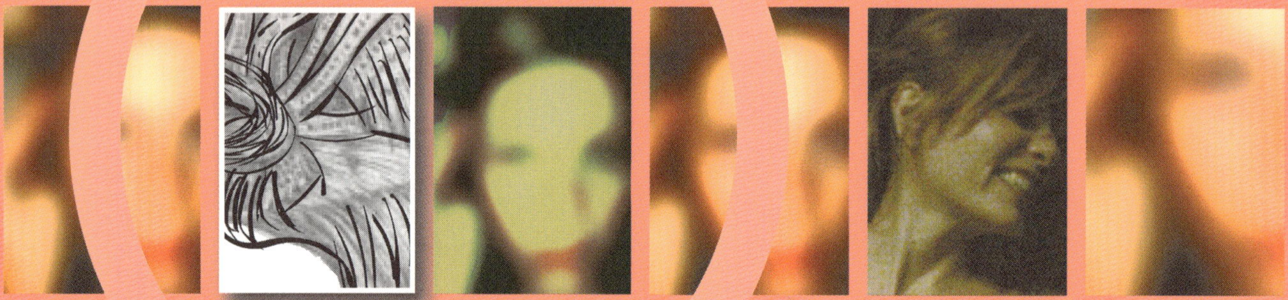

Insgesamt kommen beim Lächeln 17 Muskeln zum Einsatz. Einige dieser Muskeln öffnen weit die Gesichtsöffnungen, andere ziehen sie zusammen oder schließen sie.
Alle Gesichtsmuskeln werden von den Verästelungen zweier Hauptnerven versorgt, dem rechten und dem linken Gesichtsnerv, die beide dem Hirnstamm entspringen. Diese Verästelungen des Gesichtsnervs kontrollieren die Bewegungen der Gesichtsmuskeln.

DER KLEINE JOCHBEINMUSKEL *ist dünn und schlank und liegt im oberen Wangenbereich zwischen dem Hebemuskel der Oberlippe vorn und dem Großen Jochbeinmuskel hinten. Seine Kontraktion bewirkt eine direkte Anhebung der Oberlippe.*

Gesicht

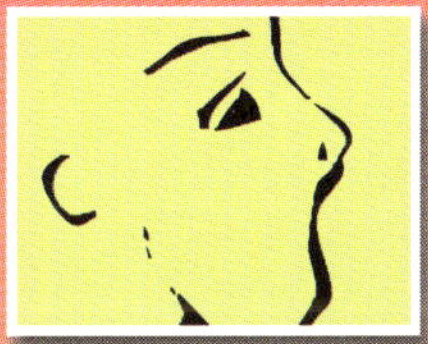

> Eingefallene Wangen

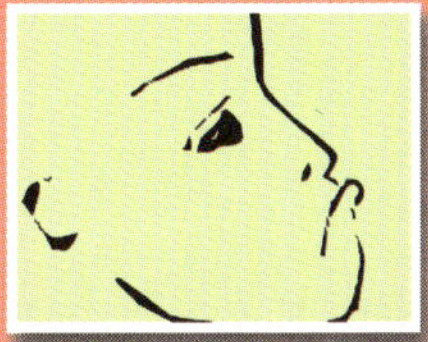

> Muskelerschlaffungen

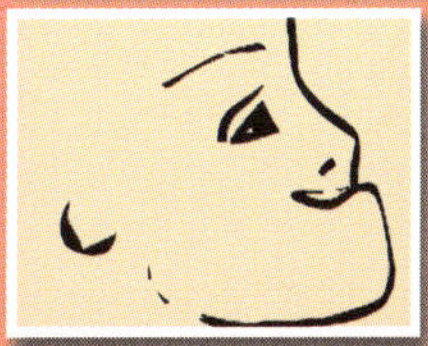

> Hängende Wangen

FACE GYM

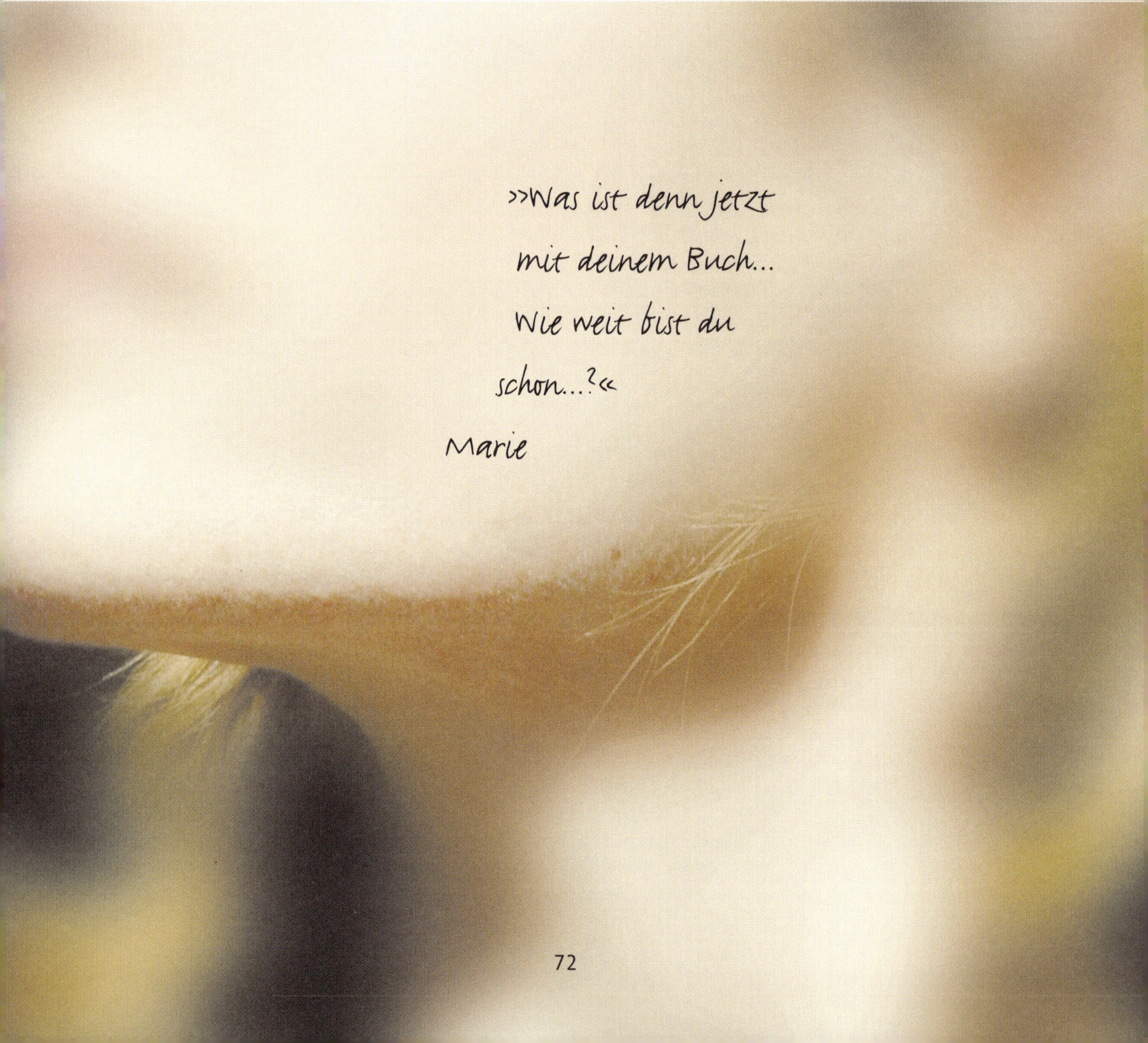

»Was ist denn jetzt
mit deinem Buch...
Wie weit bist du
schon...?«

Marie

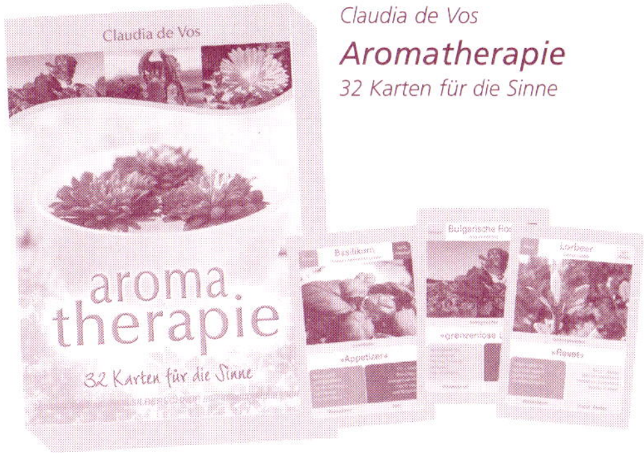

Claudia de Vos

Aromatherapie

32 Karten für die Sinne

Eine originelle Idee: Statt zu einem der unzähligen Bücher zum Thema Aromatherapie zu greifen, versuchen Sie es doch einmal mit Karten. Claudia de Vos legt mit diesem neuen Aromakartenspiel nicht nur schöne, sondern auch informative Karten vor, die zudem auf unterschiedliche Weise eingesetzt werden können: zur Meditation, zur Inspiration oder als Spiel.

32 farbige Karten und 5 Erklärungskarten im Format 9 x 12 cm
€ (D) 14,90 · ISBN 978-3-89845-239-7

www.silberschnur.de · E-Mail: bestellung@silberschnur.de

SILBERSCHNUR

Verlag
»Die Silberschnur« GmbH
Postfach 41
D-56590 Horhausen

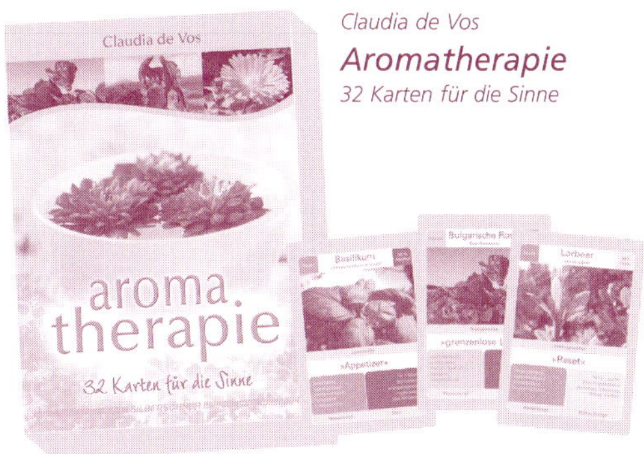
Claudia de Vos

Aromatherapie

32 Karten für die Sinne

Eine originelle Idee: Statt zu einem der unzähligen Bücher zum Thema Aromatherapie zu greifen, versuchen Sie es doch einmal mit Karten. Claudia de Vos legt mit diesem neuen Aromakartenspiel nicht nur schöne, sondern auch informative Karten vor, die zudem auf unterschiedliche Weise eingesetzt werden können: zur Meditation, zur Inspiration oder als Spiel.

32 farbige Karten und 5 Erklärungskarten im Format 9 x 12 cm
€ (D) 14,90 · ISBN 978-3-89845-239-7

www.silberschnur.de · E-Mail: bestellung@silberschnur.de

SILBERSCHNUR

Verlag
»Die Silberschnur« GmbH
Postfach 41
D-56590 Horhausen

FACE GYM

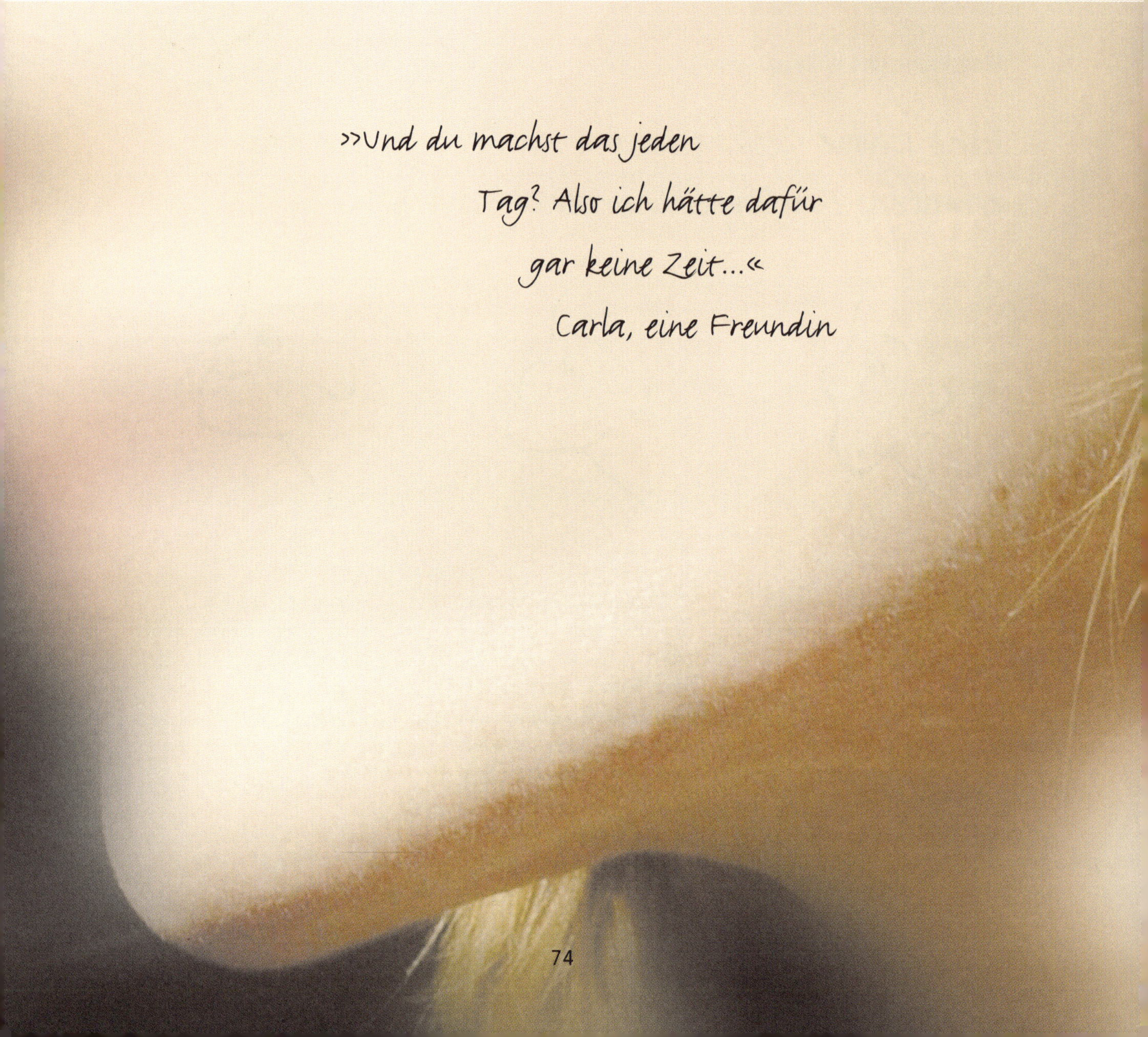

»Und du machst das jeden
Tag? Also ich hätte dafür
gar keine Zeit…«

Carla, eine Freundin

Gesicht

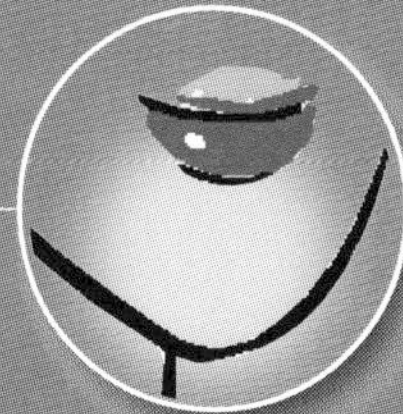

Ein Doppelkinn verschwinden lassen

Die Hautmuskeln haben im Gesicht eine enorme Bedeutung...
Sie kommen bei jeder Mimik zum Einsatz. Diese Übung trainiert im Wesentlichen den viereckigen Kinnmuskel und das Lippendreieck.

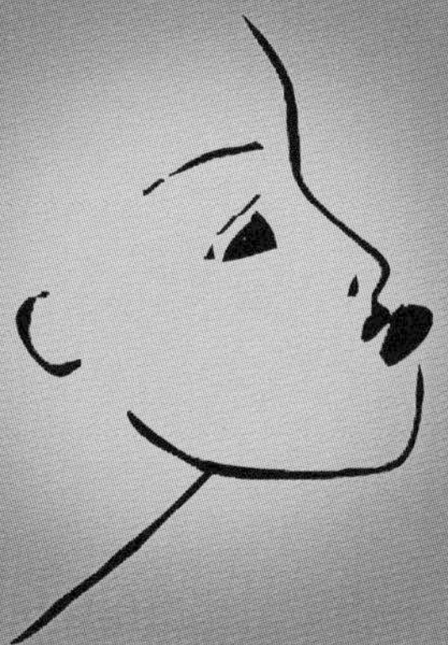

Drücken Sie die Zunge fest gegen den Gaumen und schieben Sie den Kiefer nach vorn.

Entspannen.
5-mal wiederholen.

Achtung Muskelkater!

FACE GYM

Und immer noch der Platysma…
Das ist ein großer, viereckiger, dünner Muskel. Er beginnt am unteren Rand des Unterkiefers an der Haut der Mundwinkel und des unteren Wangenbereichs.
Er hebt und spannt leicht die Haut des Halses; er senkt den Kopf und dehnt die Mundwinkel. Er drückt Erschrecken aus…

»Was machst du, um das
verschwinden zu lassen…?
schau mal, das hier
stört mich…«
sie zeigt auf eine
stelle an ihrer Wange.

Gesicht

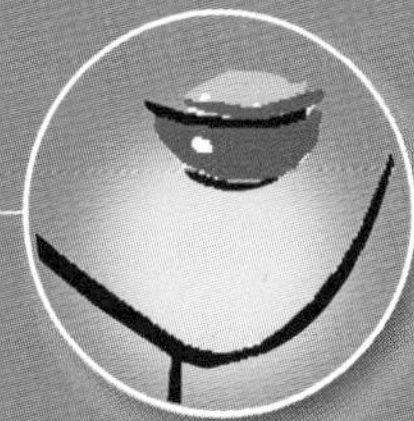

Eine Frage des Willens...

Ein Doppelkinn verschwinden lassen

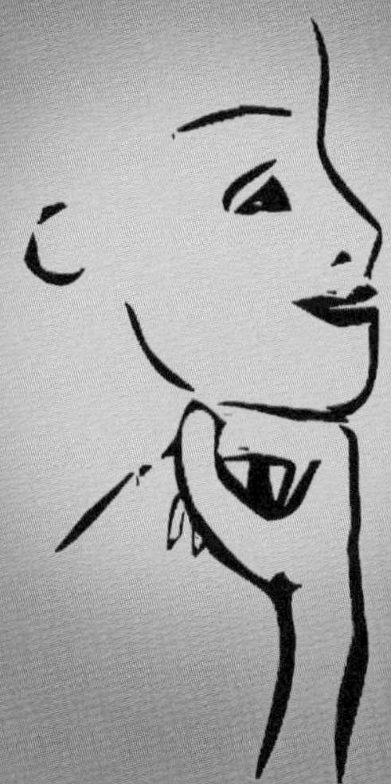

Legen Sie die Handfläche unter das Kinn, drücken Sie nach oben und versuchen Sie gleichzeitig, den Mund zu öffnen.

Auch wenn sie nach nichts aussieht: Die ist eine ausgezeichnete Übung...

FACE GYM

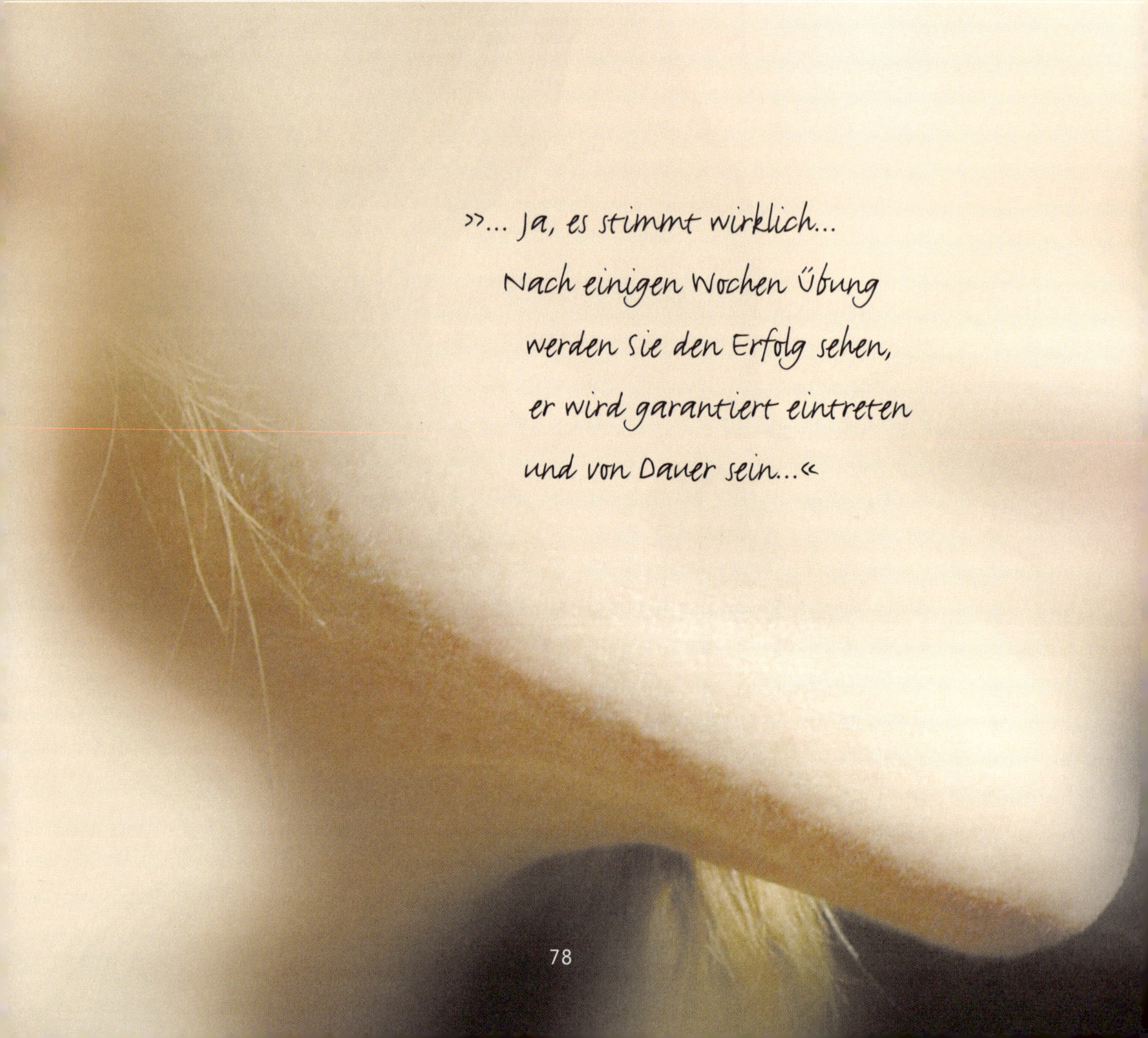

»... Ja, es stimmt wirklich...
Nach einigen Wochen Übung
werden Sie den Erfolg sehen,
er wird garantiert eintreten
und von Dauer sein...«

Gesicht

Lassen Sie nichts fallen...

Übungen zur Festigung des unteren Wangenbereichs und zur Verhinderung von hängenden Wangen

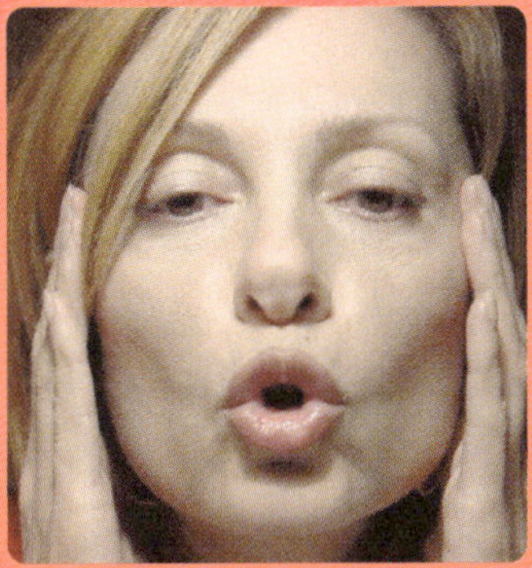

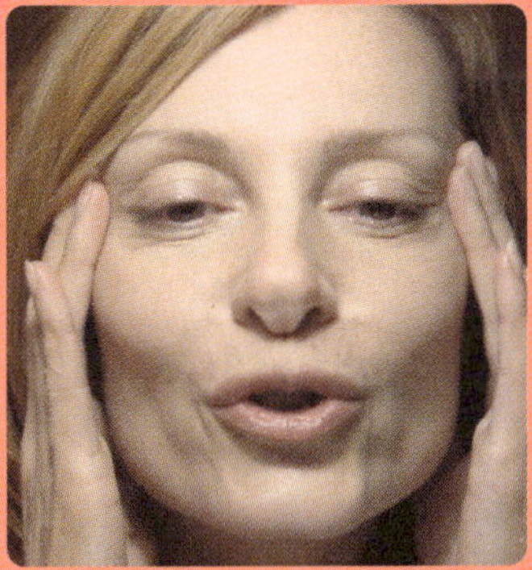

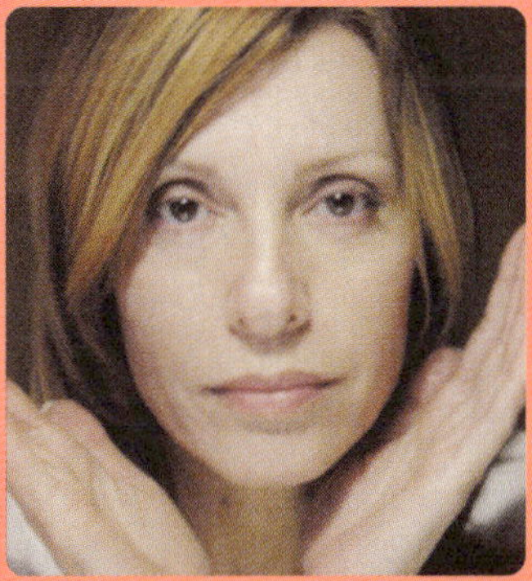

1.

Sagen sie »o«, ohne den Mund in Falten zu legen, und ziehen Sie dabei die Haut zu den Schläfen. (Immer noch zur Verhinderung von Falten...)

2.

Versuchen Sie zu lächeln und halten Sie gleichzeitig mit den Mundwinkeln dagegen. Normalerweise müssten Sie spüren, wie sich die Wangenmuskeln zusammenziehen. Halten Sie 5 Sekunden lang diese Position, und...

3.

... lassen Sie alles los...

Sie können diese Übung 15-mal wiederholen.

Gesichtsgymnastik

Kinn

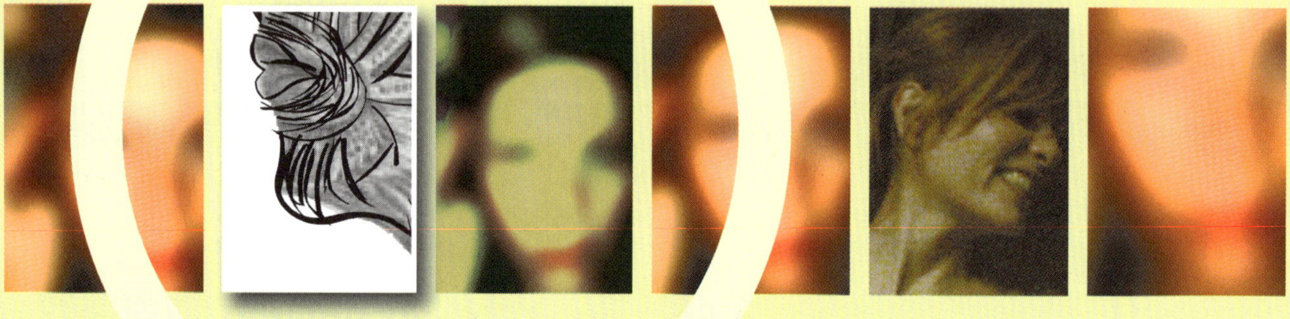

DIE SCHMOLLMUSKELN *beginnen an der Hinterseite des Unterkiefers direkt unter den Zahnwurzeln, führen über das Kinn weiter nach oben und enden an der Unterlippe. Sie liegen unter dem viereckigen Kinnmuskel.*

Kinn

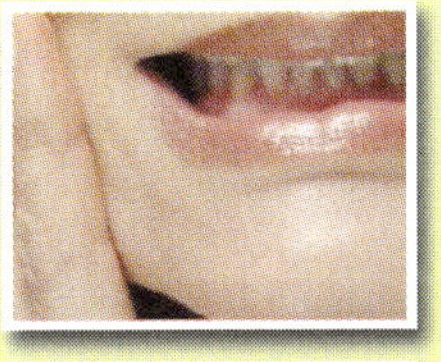

> Die Kinnkontur verbessern

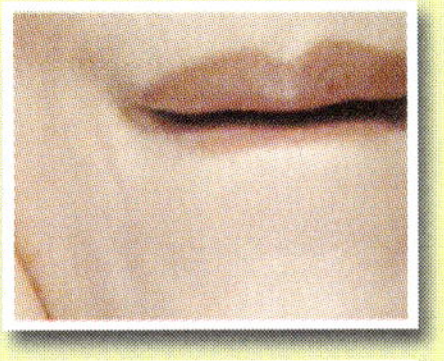

> Doppelkinn

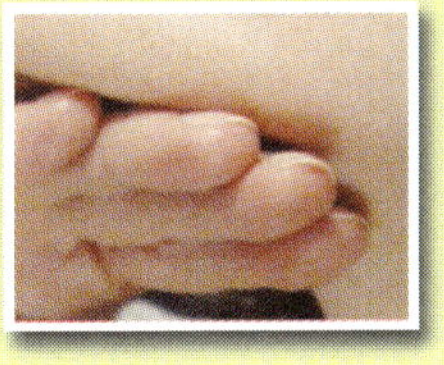

> Neu strukturieren

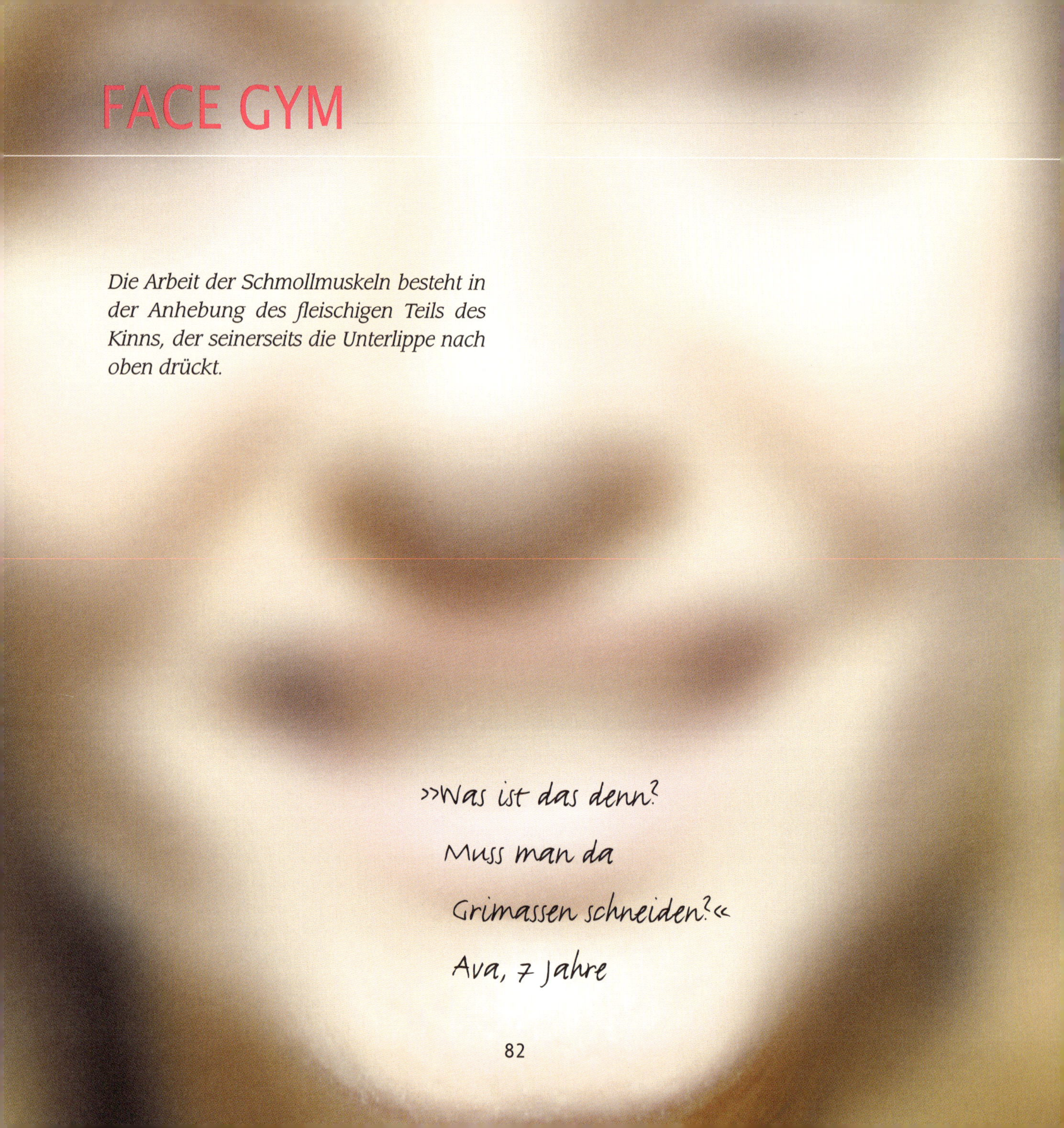

FACE GYM

Die Arbeit der Schmollmuskeln besteht in der Anhebung des fleischigen Teils des Kinns, der seinerseits die Unterlippe nach oben drückt.

»Was ist das denn?
Muss man da
Grimassen schneiden?«
Ava, 7 Jahre

Kinn

Neu strukturieren...

Die Kinnkontur verbessern

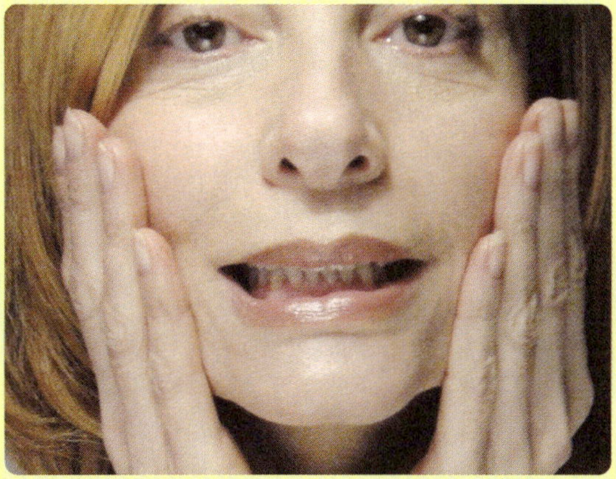

Schließen Sie den Mund. Ziehen Sie die Unterlippe nach unten.
Achten Sie mit Hilfe der Hände darauf, nicht die Mundwinkel zu senken.

Erhöhen Sie allmählich die Spannung der Kinnmuskeln.
Wenn Sie die maximale Spannung erreicht haben, zählen Sie bis 5 und entspannen.

15-mal wiederholen.

FACE GYM

Der Schmollmuskel des Kinns kommt zusammen mit der Unterlippe zum Einsatz… Er tritt in Aktion, um Traurigkeit, Ärger oder Zweifel auszudrücken.

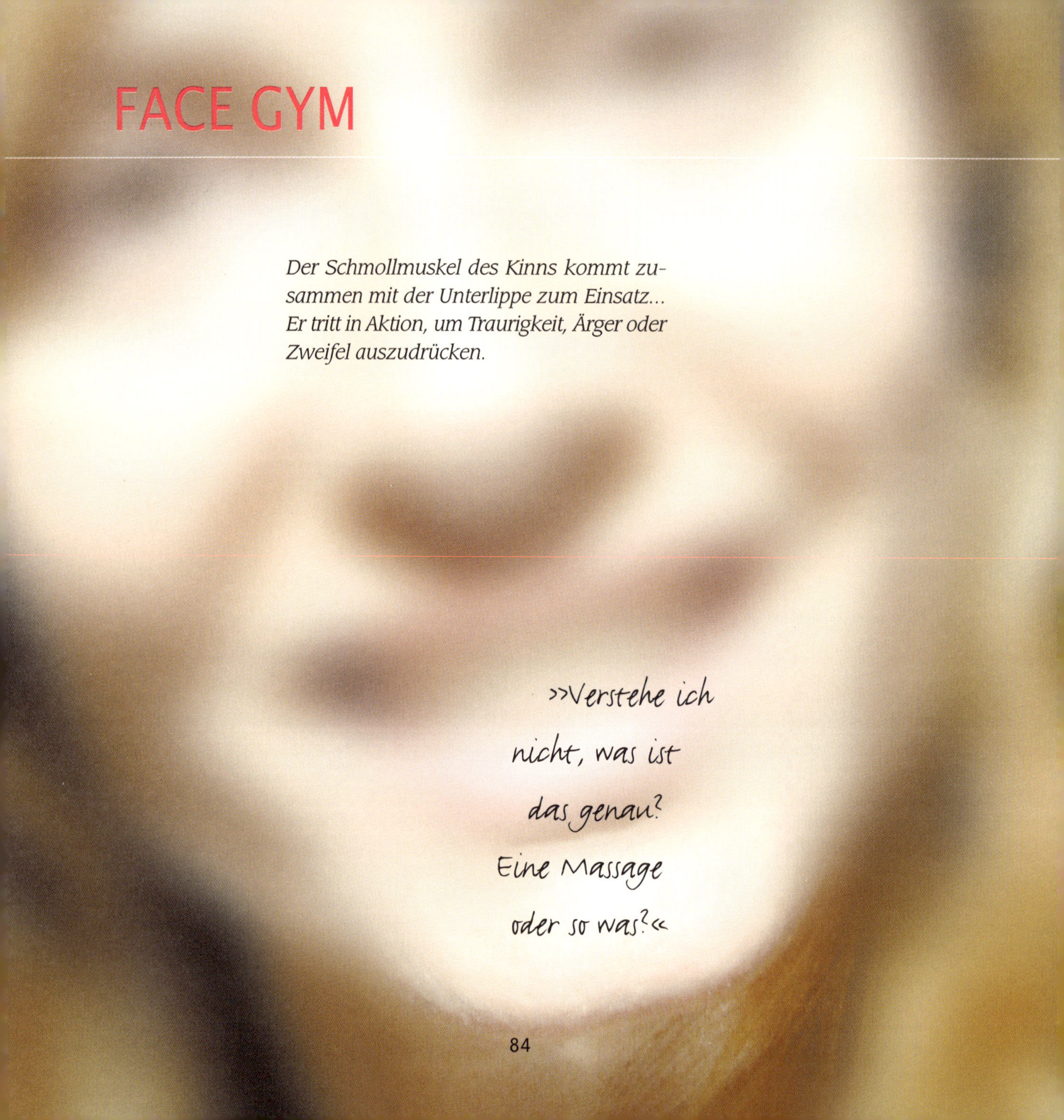

»Verstehe ich nicht, was ist das genau? Eine Massage oder so was?«

Kinn

Einfach verschwinden lassen...

Ein Doppelkinn verschwinden lassen

Ziehen Sie die Unterlippe wie auf dem Foto auf die Zähne des Unterkiefers.

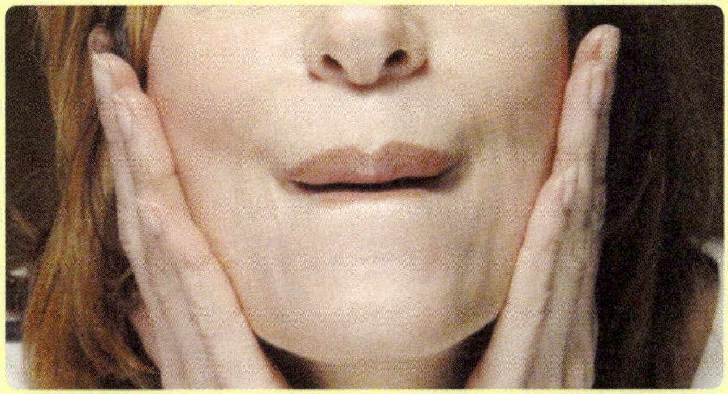

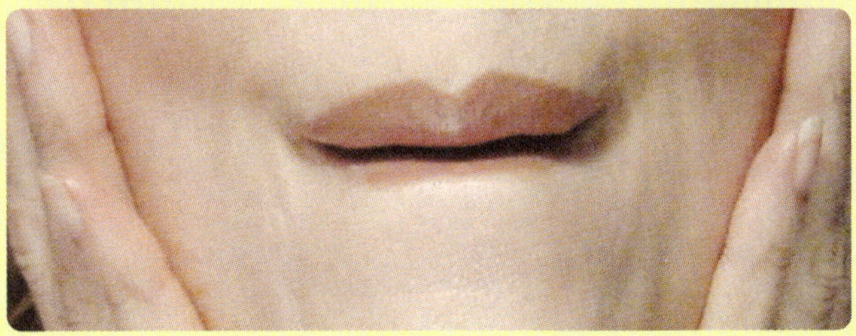

Halten Sie 3 Sekunden lang die Spannung der unteren Kinnmuskeln.

Entspannen.
10-mal wiederholen.

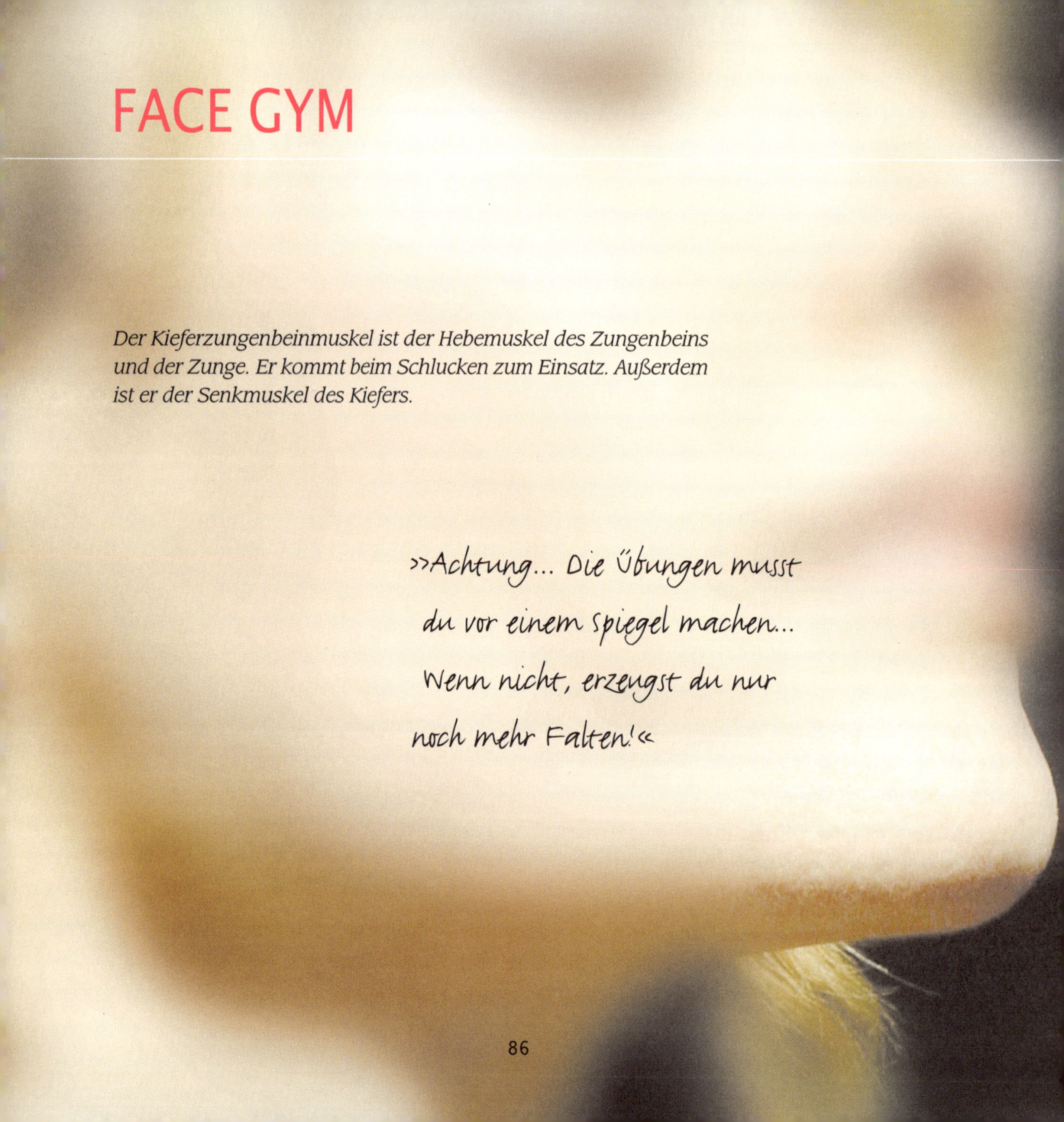

FACE GYM

Der Kieferzungenbeinmuskel ist der Hebemuskel des Zungenbeins und der Zunge. Er kommt beim Schlucken zum Einsatz. Außerdem ist er der Senkmuskel des Kiefers.

»Achtung... Die Übungen musst du vor einem Spiegel machen... Wenn nicht, erzeugst du nur noch mehr Falten!«

Kinn

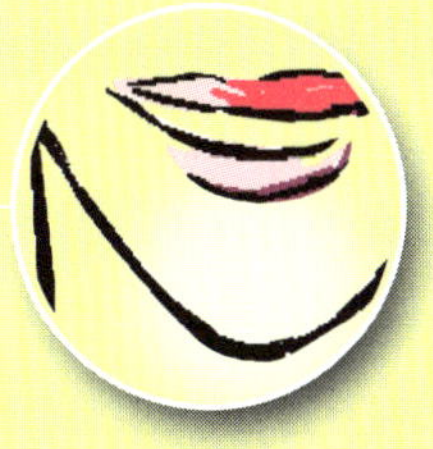

Wer redet hier von Doppelkinn?

Ein Doppelkinn verschwinden lassen oder seine Entstehung verhindern

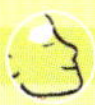

Drücken Sie einfach die Zunge gegen den Gaumen.
Halten Sie 5 Sekunden lang den Druck.
Entspannen.

15-mal wiederholen.

Diese einfache und wirkungsvolle Übung kann überall und immer gemacht werden, ohne dass Sie in einen Spiegel schauen müssen. Machen Sie sich keine Sorgen, wenn Sie in der ersten Zeit Muskelkater davon bekommen. Das ist normal…

FACE GYM

Wenn der viereckige Kinnmuskel die Unterlippe senkt und ihren Rand umstülpt, drückt das vor allem Ekel aus...

»Hmmm... Schönheit ist ein Zeichen von Gesundheit... sagt man zumindest. Man muss sich nur die Kosmetikwerbung ansehen. Und dann der Spruch, dass der äußere den inneren Zustand widerspiegelt... Wie abgedroschen... Aber vielleicht mit einem Körnchen Wahrheit. Warum eigentlich nicht?«

Kinn

Noch eine Übung, um ein Doppelkinn verschwinden zu lassen

Lächeln Sie mit angehobenem Kopf und heben Sie dabei die Mundwinkel.

Werfen Sie den Kopf nach hinten und ziehen Sie mit dem Handrücken leicht die Haut des Kinns nach vorn. Die Bewegung muss schnell und sanft sein.

10-mal wiederholen.

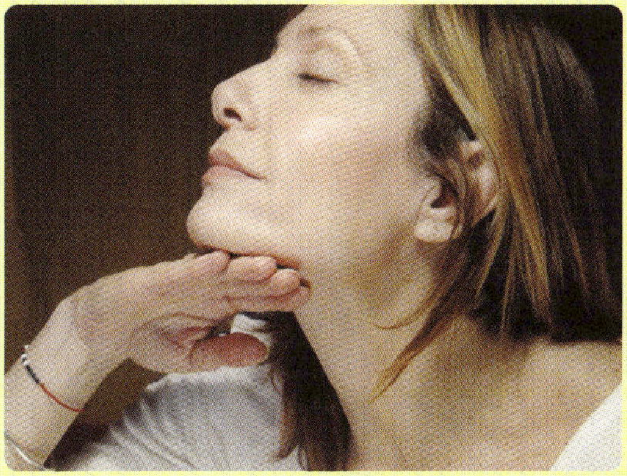

Gesichtsgymnastik

Hals

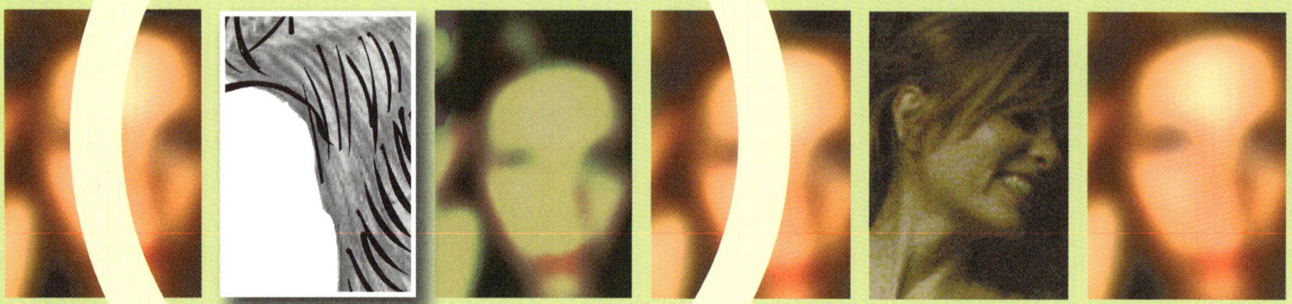

DER KOPFWENDERMUSKEL *ist groß und kräftig und bildet ein breiter werdendes Band, das teilweise das vordere Schlüsselbein bedeckt. Er verläuft vom Brustbein und Schlüsselbein zum »Warzenfortsatz« des Schläfenbeins und zum angrenzenden Bereich der oberen Nackenbeinlinie, wird oben von einem Faserzug des Oberkiefers gehalten und gehört der gleichen Ebene an wie der rückwärtige Trapezmuskel.*

Hals

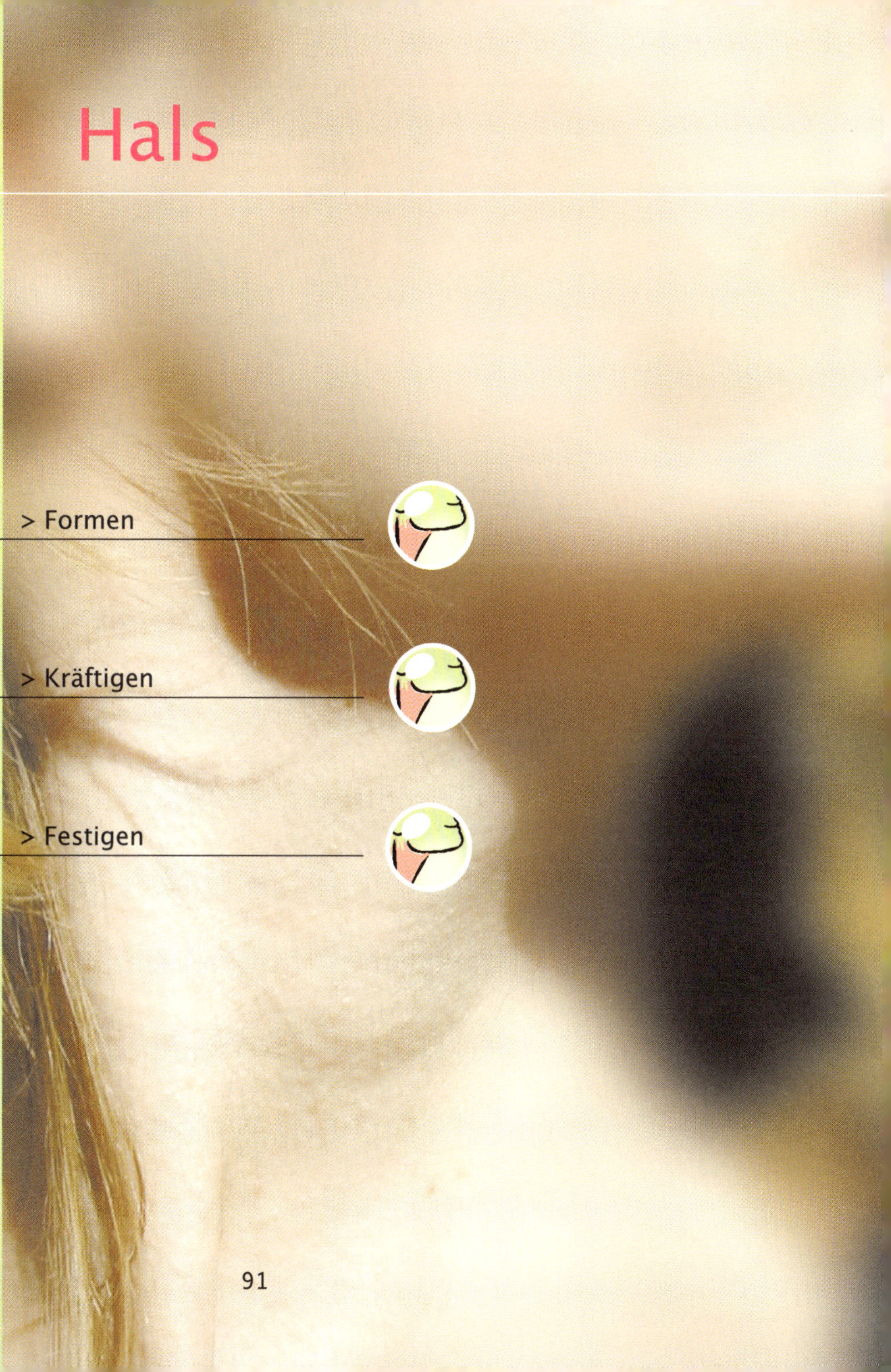

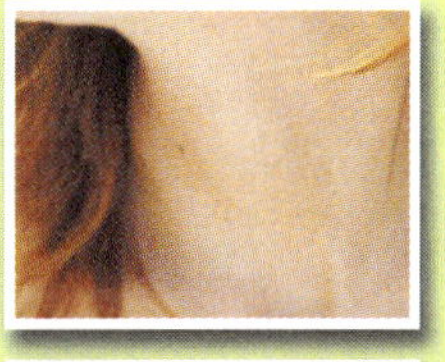

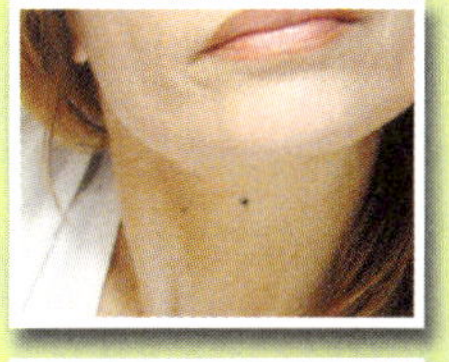

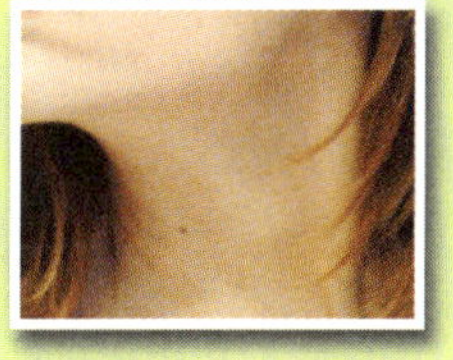

> Formen

> Kräftigen

> Festigen

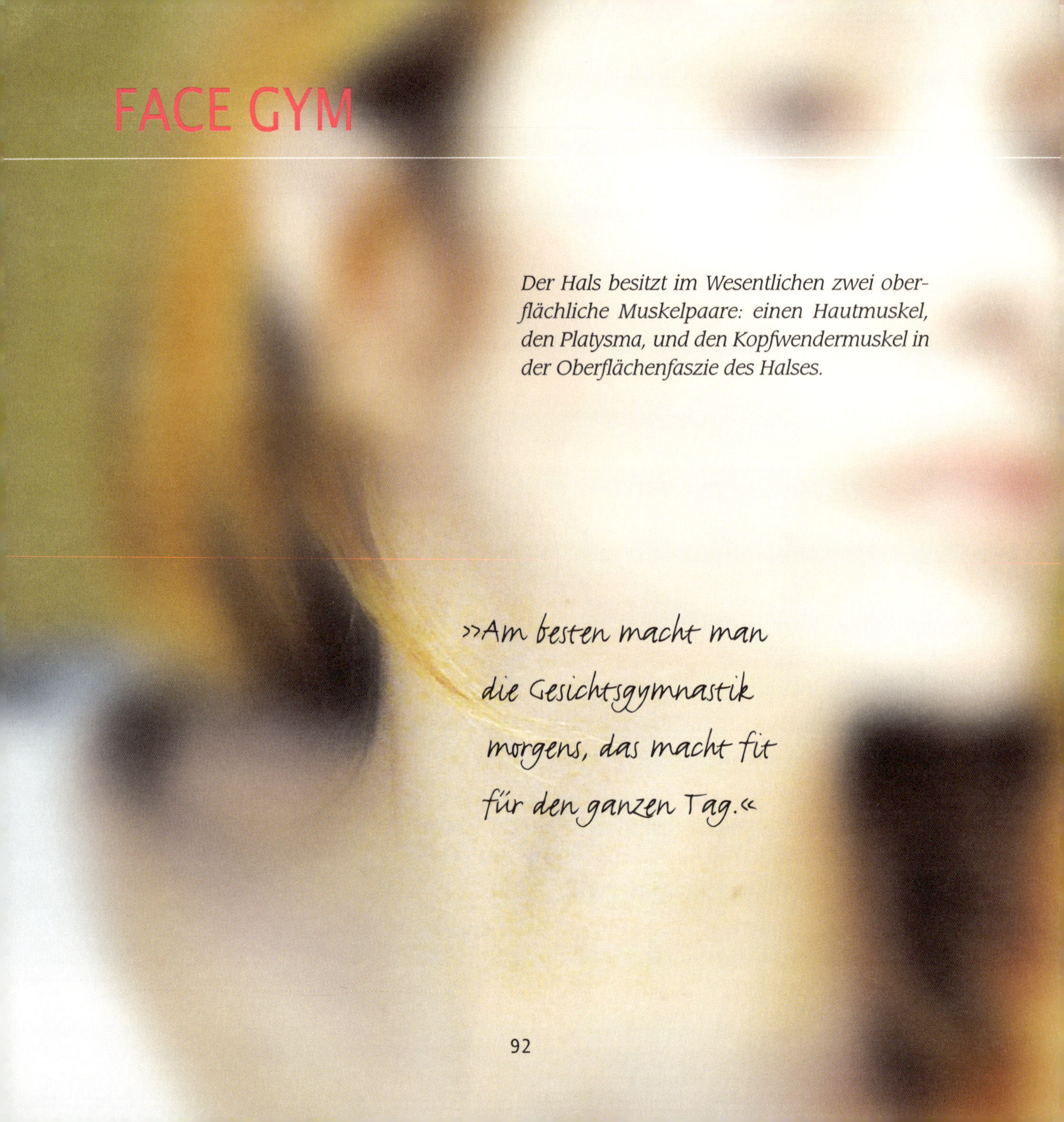

FACE GYM

Der Hals besitzt im Wesentlichen zwei oberflächliche Muskelpaare: einen Hautmuskel, den Platysma, und den Kopfwendermuskel in der Oberflächenfaszie des Halses.

»Am besten macht man die Gesichtsgymnastik morgens, das macht fit für den ganzen Tag.«

Hals

Den Hals formen

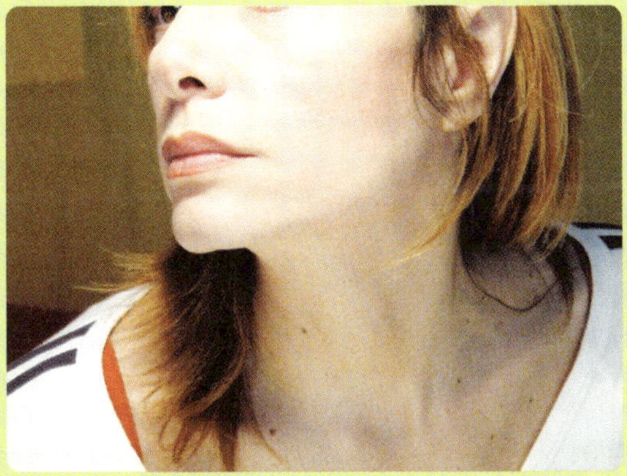

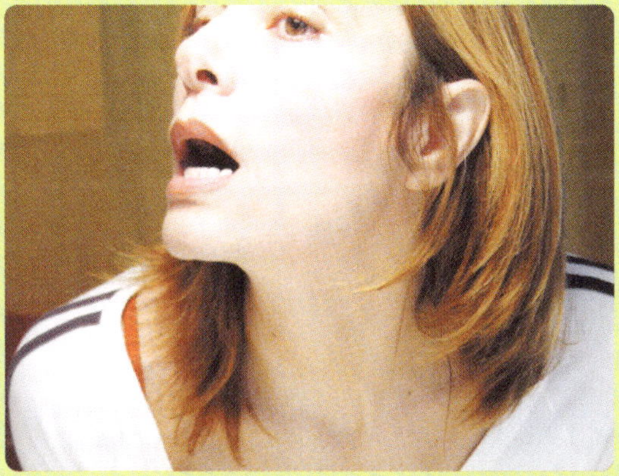

1.

Drehen Sie den Kopf und heben Sie ihn leicht an.
Öffnen Sie den Mund und versuchen Sie, ihn zu schließen, während Sie mit dem Kiefer dagegenhalten.

2.

Erhöhen Sie so weit wie möglich die Spannung der Halsmuskeln.
Zählen Sie bis 5.
Entspannen.

10-mal wiederholen.

FACE GYM

Durch gleichzeitiges Arbeiten des linken und rechten Kopfwendermuskels wird der Kopf zum Hals gesenkt.

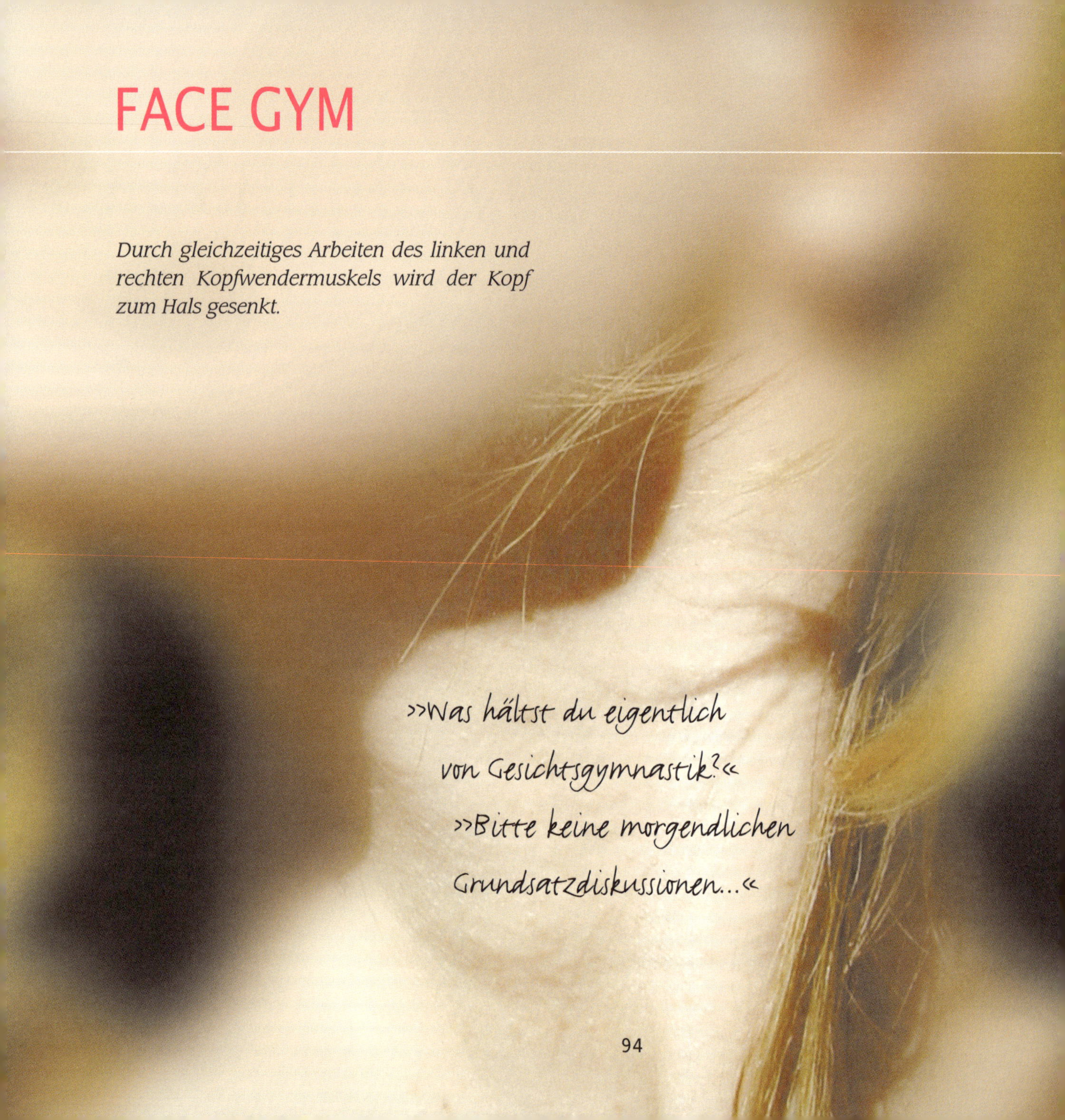

»Was hältst du eigentlich von Gesichtsgymnastik?«

»Bitte keine morgendlichen Grundsatzdiskussionen…«

Hals

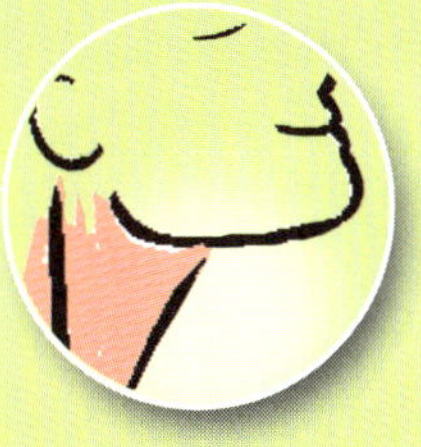

Den Hals festigen

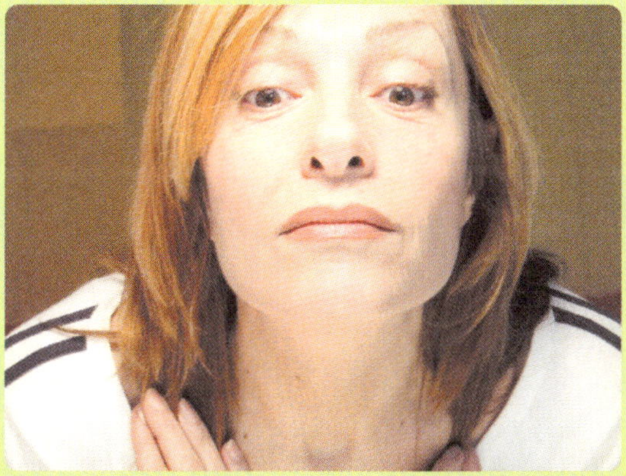

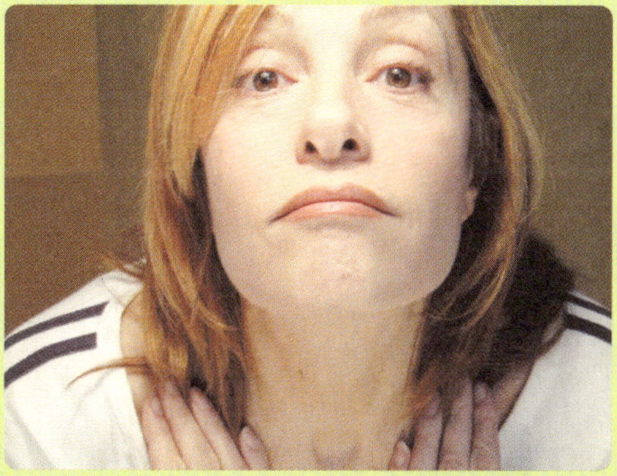

1.

Heben Sie das Kinn und schieben Sie den Unterkiefer vor.

2.

Erhöhen Sie die Spannung der Halsmuskeln und der Muskeln des unteren Kinnbereichs. Halten Sie 5 Sekunden lang die Spannung. Entspannen.

10-mal wiederholen.

FACE GYM

Im tiefsten Bereich des Halses liegen die Prävertebralmuskeln: ein Muskel entlang des Kopfes und ein Muskel entlang des Halses mit drei Bereichen (längslaufend, oben und zur Seite hin sowie nach unten und zur Seite).

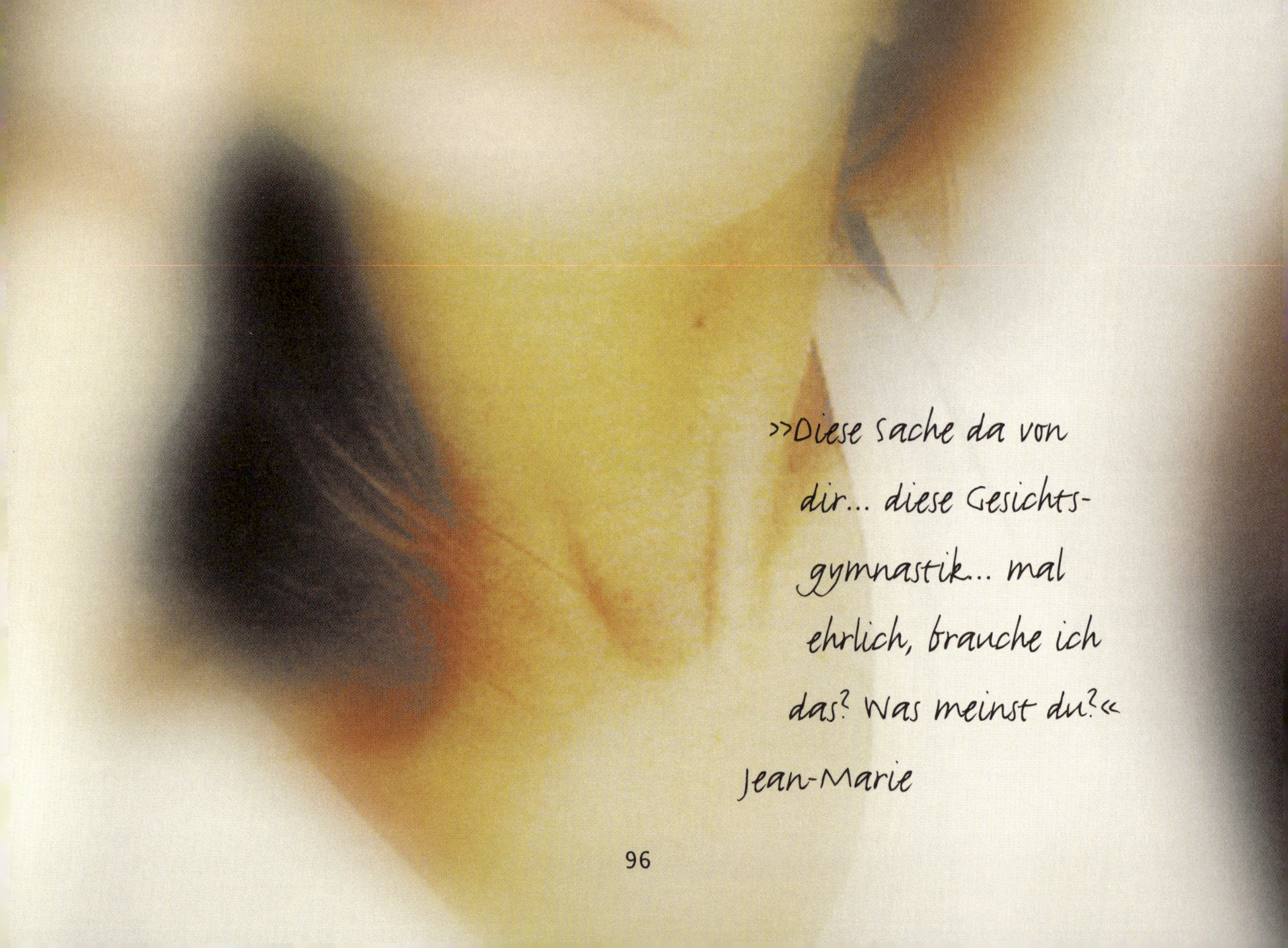

»Diese Sache da von dir... diese Gesichtsgymnastik... mal ehrlich, brauche ich das? Was meinst du?«

Jean-Marie

Hals

Festigen und geschmeidig machen

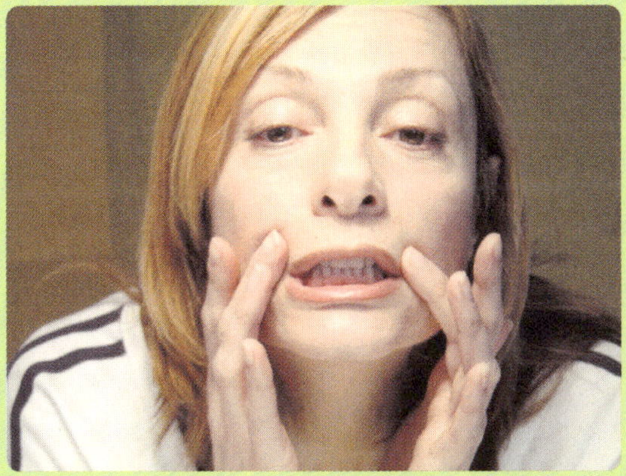

Beißen Sie die Zähne zusammen und ziehen Sie die Unterlippe nach unten.
Drücken Sie fest auf die eventuell um den Mund entstandenen Falten.
Halten Sie 5 Sekunden lang die Spannung und den Druck.
Entspannen.

10-mal wiederholen.

FACE GYM

Wie auch beim übrigen Körper liegen dem Gesichtsmuskeltraining drei Übungstypen zu Grunde, die darauf abzielen, zu Muskelkraft zu kommen, sie zu verbessern oder sie zu erhalten:

- *Maximalkraftübungen*
- *Wiederholungsübungen*
- *dynamische Übungen*

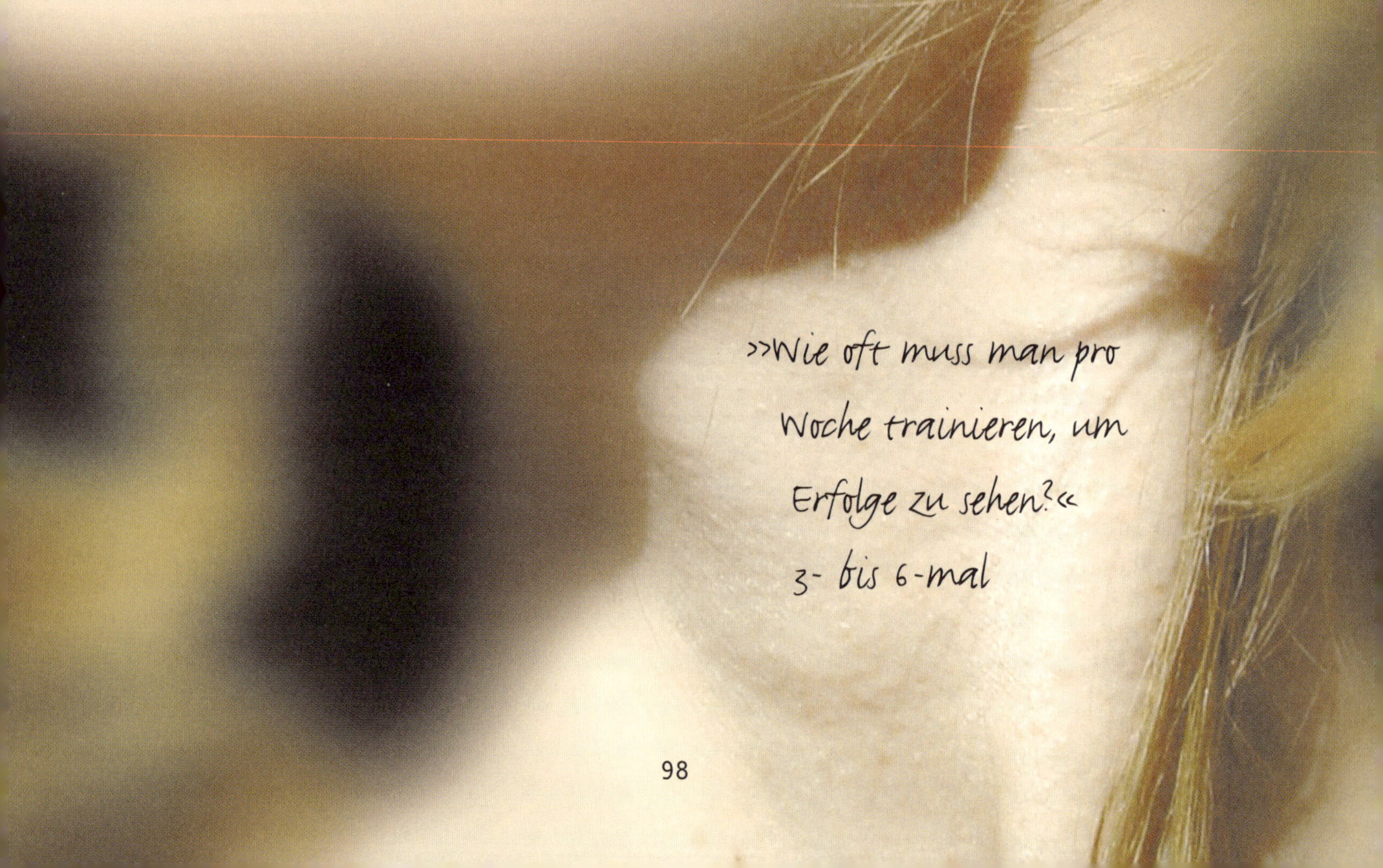

»Wie oft muss man pro Woche trainieren, um Erfolge zu sehen?«
3- bis 6-mal

Hals

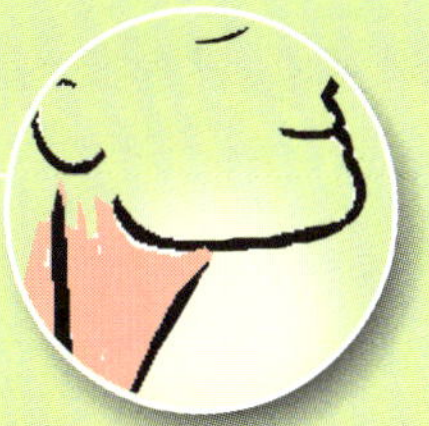

Kräftiger Hals gefällig?

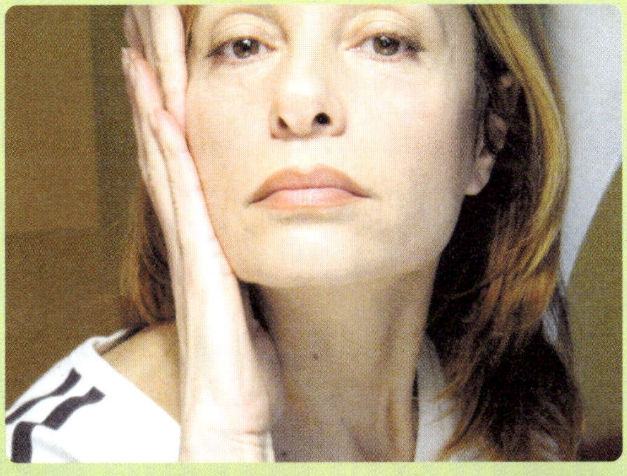

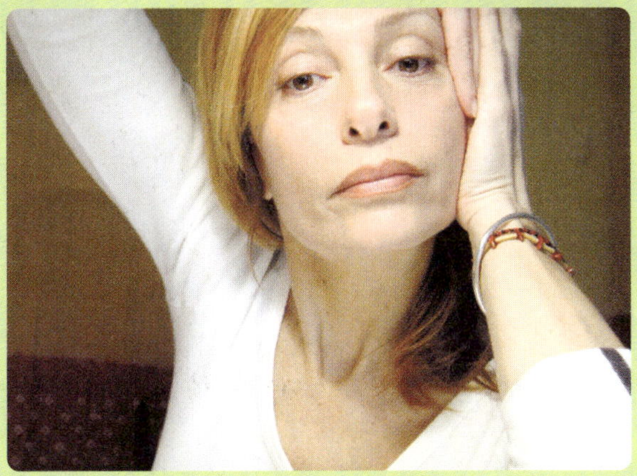

1.

Legen Sie die rechte Hand über den Kopf auf die linke Wange.
Üben Sie Druck nach rechts aus und halten Sie gleichzeitig mit dem Kopf dagegen (Sie können mit der linken Hand nachhelfen).

2.

Machen Sie die gleiche Übung mit der anderen Seite.

10-mal wiederholen.

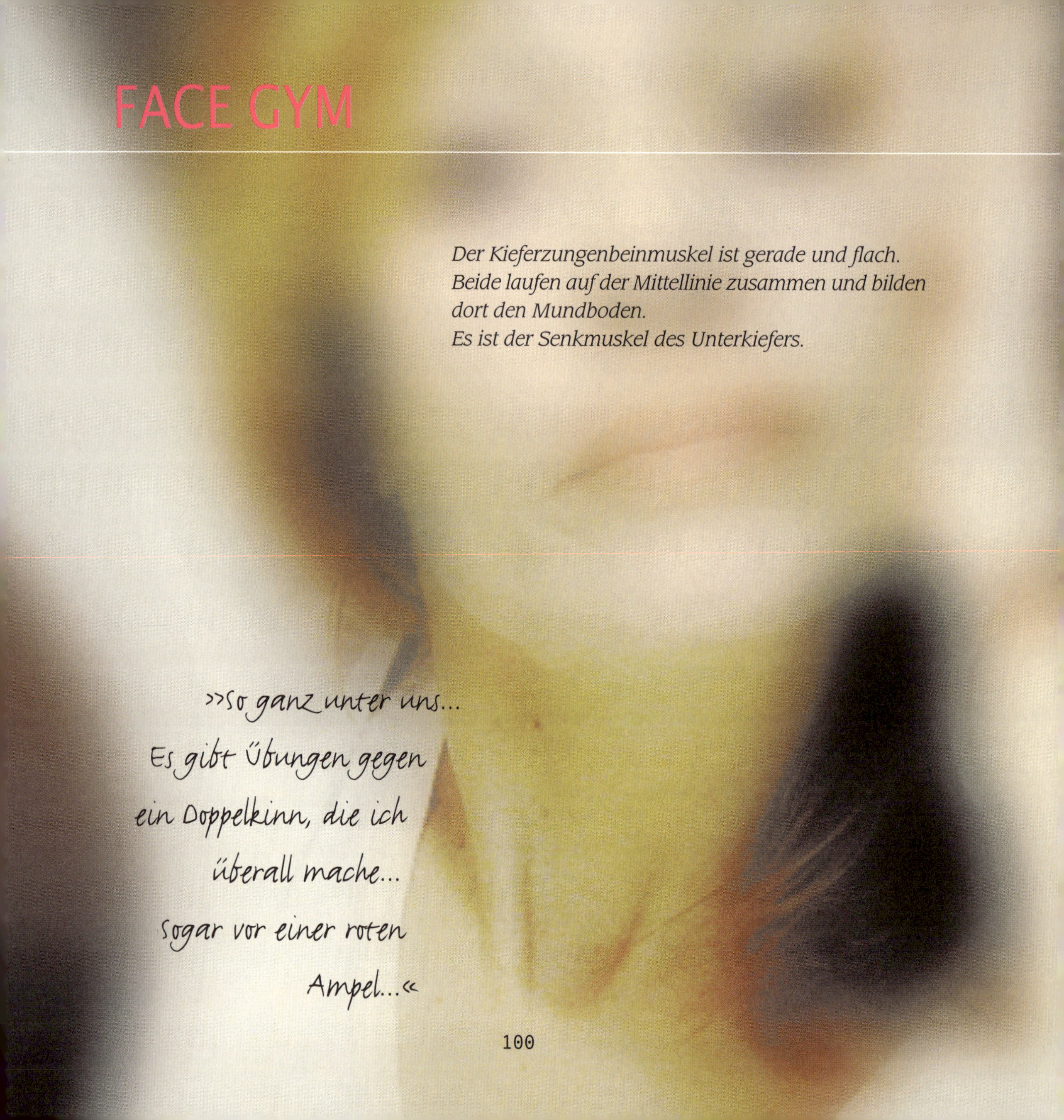

FACE GYM

Der Kieferzungenbeinmuskel ist gerade und flach.
Beide laufen auf der Mittellinie zusammen und bilden dort den Mundboden.
Es ist der Senkmuskel des Unterkiefers.

»So ganz unter uns...
Es gibt Übungen gegen ein Doppelkinn, die ich überall mache...
Sogar vor einer roten Ampel...«

Hals

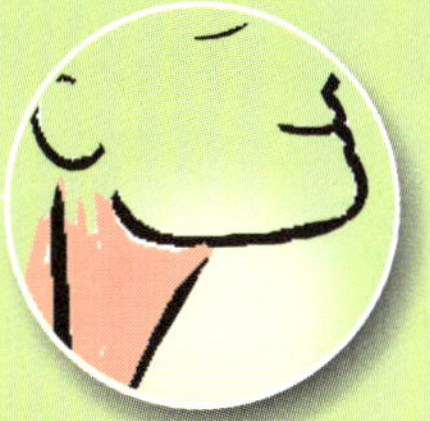

Glätten und festigen
(Doppelkinn verschwinden lassen)

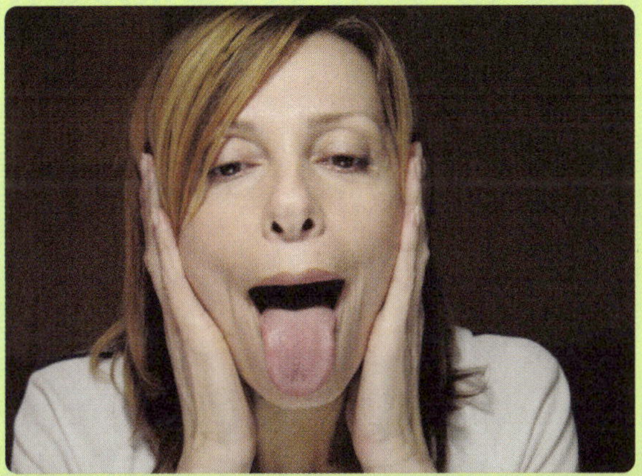

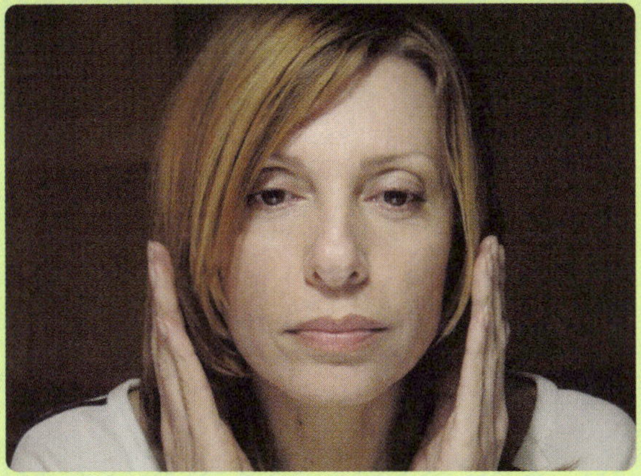

1.

Legen Sie die Finger links und rechts an den Mund und drücken Sie, während Sie die Zunge herausstrecken.
Gehen Sie so weit, bis Sie die Spannung am Hals spüren.
5 Sekunden halten.

2.

Entspannen.
8-mal wiederholen.

Diese Übung kann zu Muskelkater unterm Kinn führen.
Machen Sie nicht zu viel und gehen Sie langsam vor.

FACE GYM

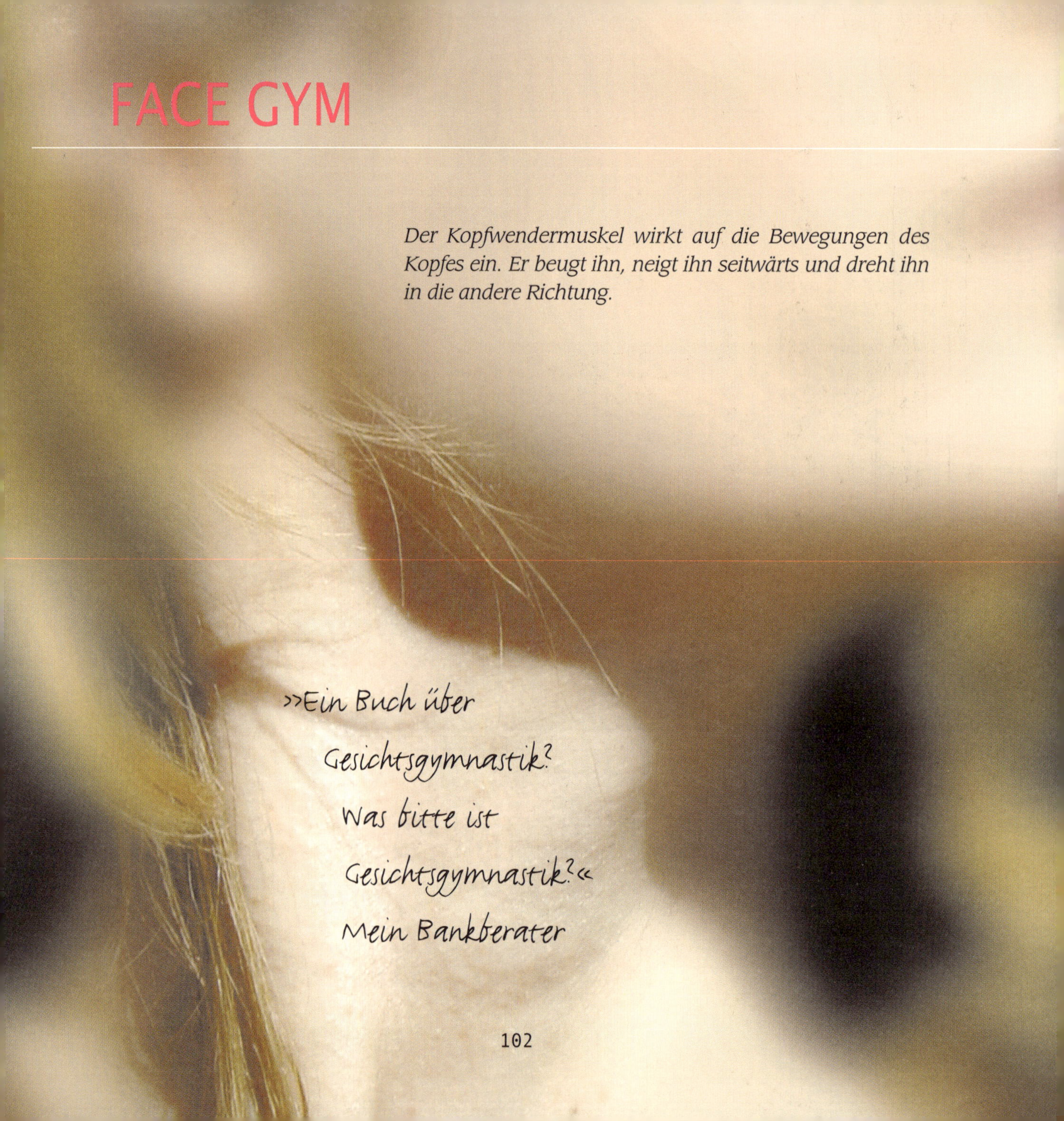

Der Kopfwendermuskel wirkt auf die Bewegungen des Kopfes ein. Er beugt ihn, neigt ihn seitwärts und dreht ihn in die andere Richtung.

»Ein Buch über
Gesichtsgymnastik?
Was bitte ist
Gesichtsgymnastik?«
Mein Bankberater

Hals

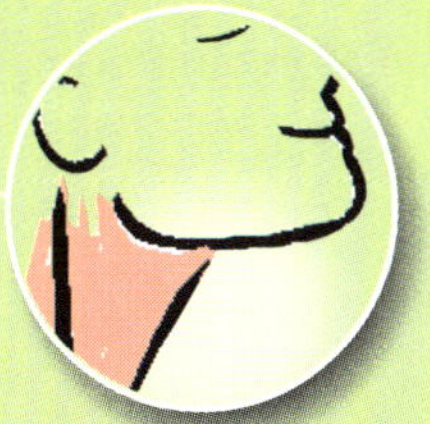

Den Hals kräftigen

Drehen Sie den Kopf nach rechts, ohne die Schultern zu bewegen.
Sie werden die Spannung des Halsmuskels spüren.
Halten Sie 5 Sekunden lang diese Spannung.
Entspannen.
Wechseln Sie die Richtung.

15-mal wiederholen.

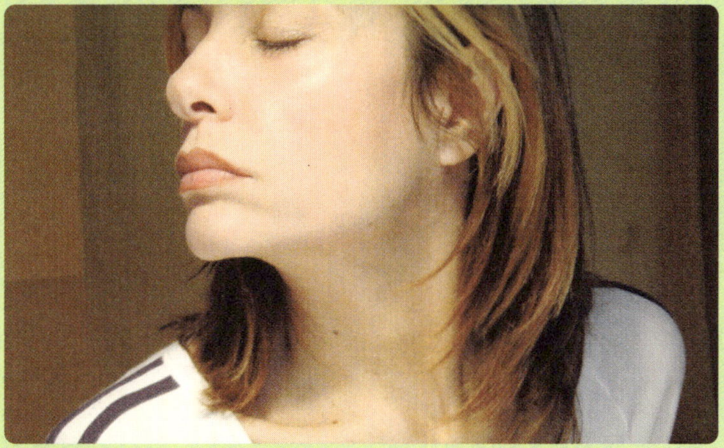

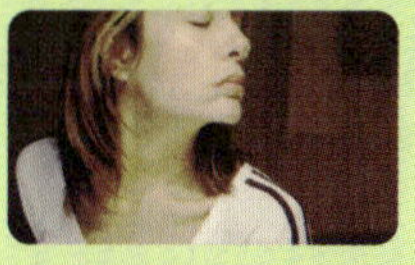

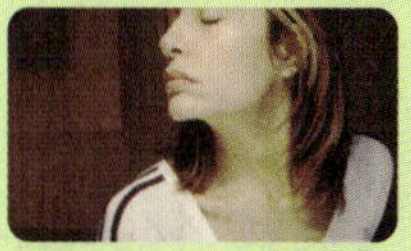

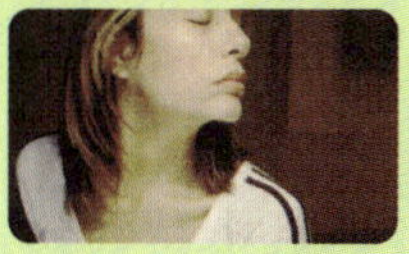

FACE GYM

Wie bei den anderen Übungen auch sind natürlich mehrere Muskeln beteiligt. Lassen Sie vor allem den Muskel direkt unter der Haut des Halses arbeiten, der am inneren Rand des Unterkiefers, in der Haut des Mundwinkels und im unteren Wangenbereich entspringt.

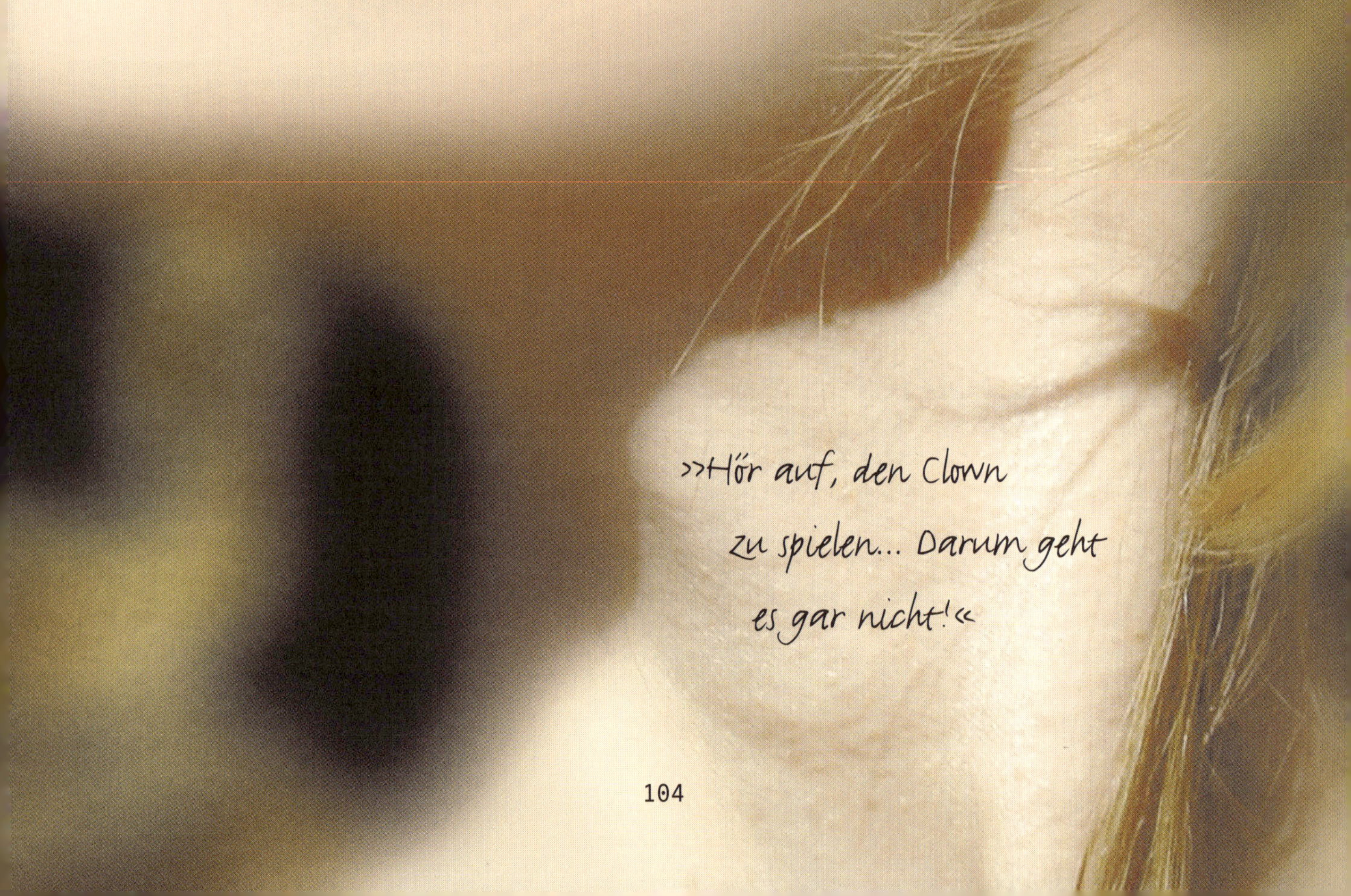

»Hör auf, den Clown zu spielen... Darum geht es gar nicht!«

Hals

Festigen und kräftigen

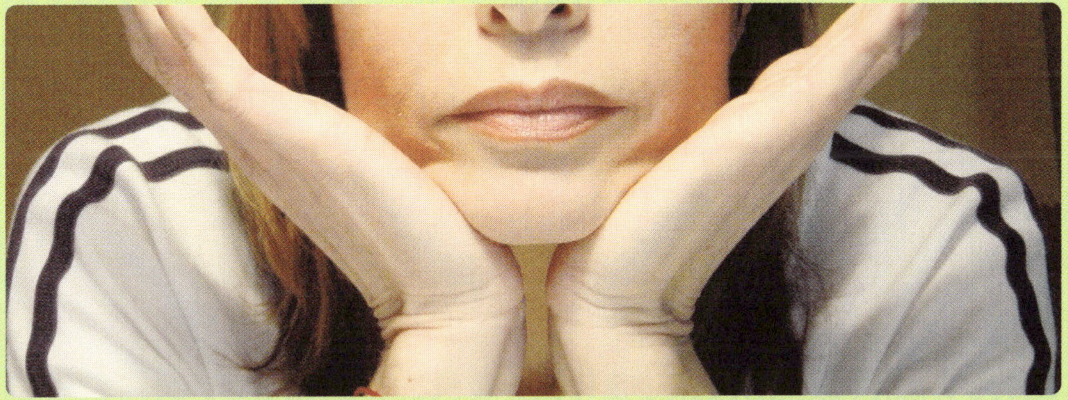

Legen Sie das Kinn zwischen die Hände und stützen Sie die Ellenbogen auf den Tisch.
Machen Sie dann eine Gegenbewegung:
Kiefer nach unten, Hände nach oben.

Halten Sie 5 Sekunden lang diese Spannung.

Entspannen.
5-mal wiederholen.

Die Entspannung

Gesichtsmassage

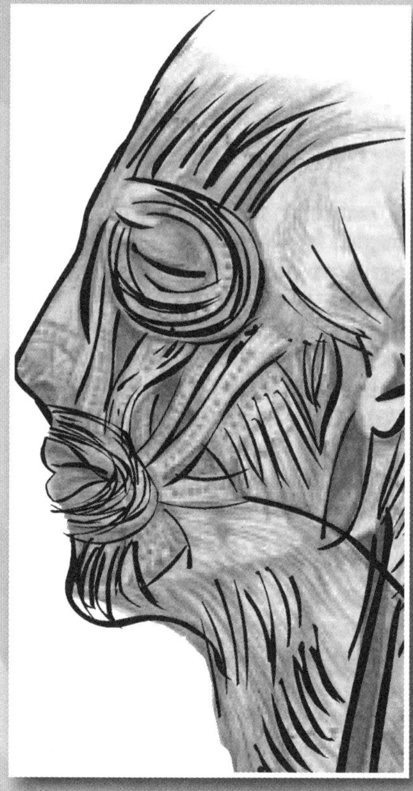

Nichts ist besser als eine Gesichtsmassage bei der Kosmetikerin. Aber wenn man selbst auch sein Gesicht massiert, ist das besonders hilfreich, um der Epidermis Elastitizität und Geschmeidigkeit zu verleihen, um die Sekretion der Hautdrüsen wieder ins Gleichgewicht zu bringen, um das Auflegen einer Schönheitsmaske vorzubereiten, um das Einziehen einer Creme zu erleichtern, um sich etwas Gutes zu tun oder auch, um besser entspannen zu können.

Massagen

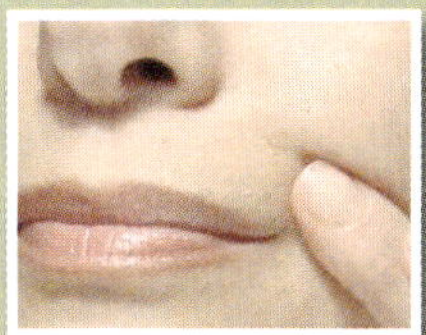

> Hals, Kinn

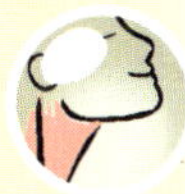

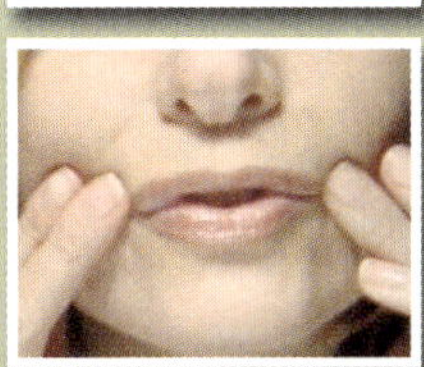

> Augen, Stirn

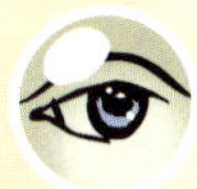

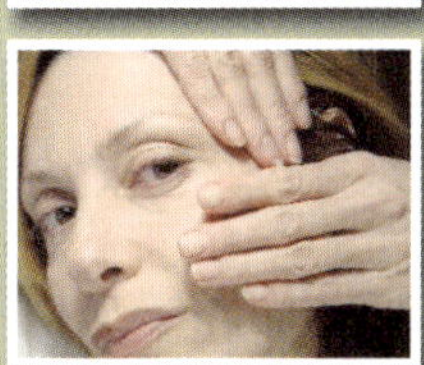

> Wangen

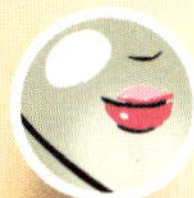

Gesichtsmassage

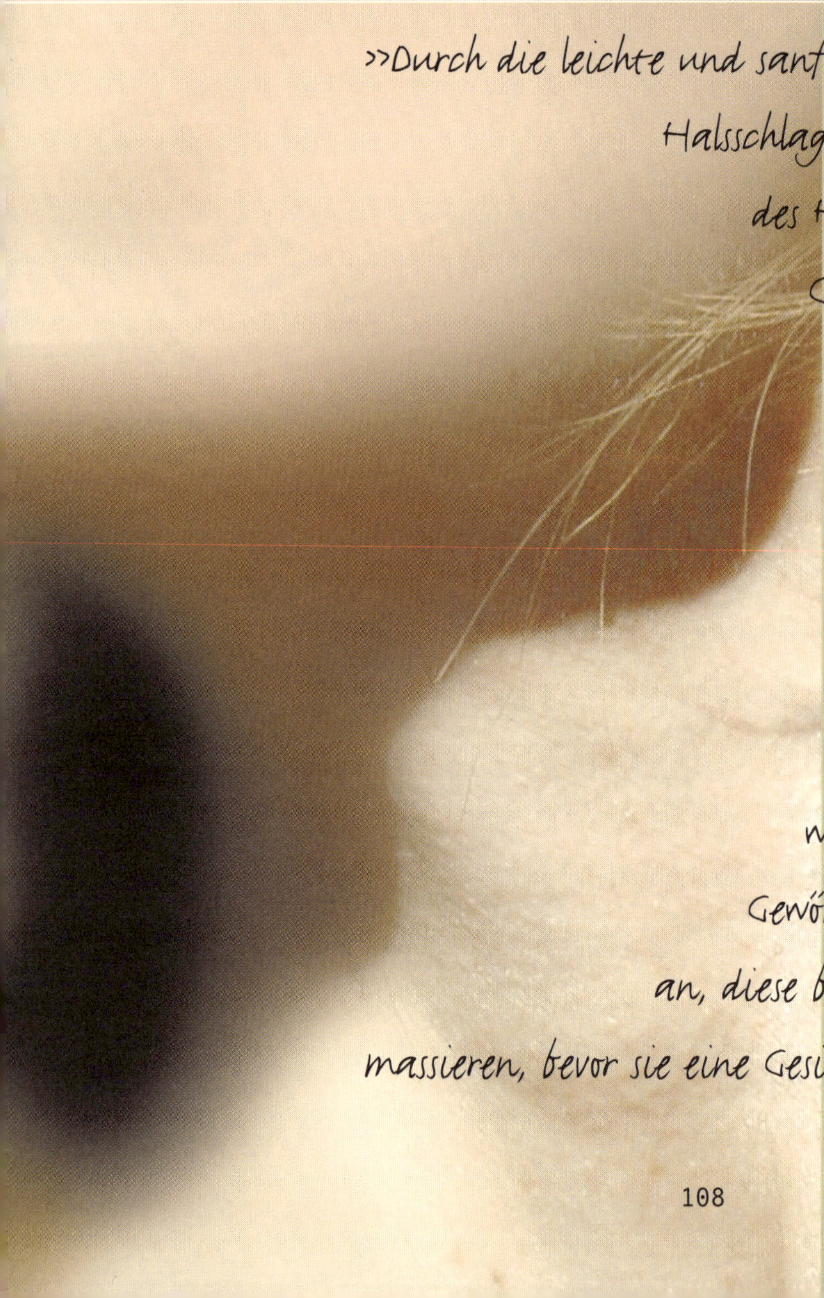

»Durch die leichte und sanfte Massage der Halsschlagader an beiden Seiten des Halses führt man dem Gesicht 30-mal mehr Blut zu als normalerweise. Wenn das Blut über die Venen zurück zum Herzen fließt, ergibt das eine Drainage, mit der jede Massage noch wirkungsvoller wird. Gewöhnen Sie es sich deshalb an, diese beiden Arterien zu massieren, bevor Sie eine Gesichtsmassage machen.«

Hals

Den Hals massieren

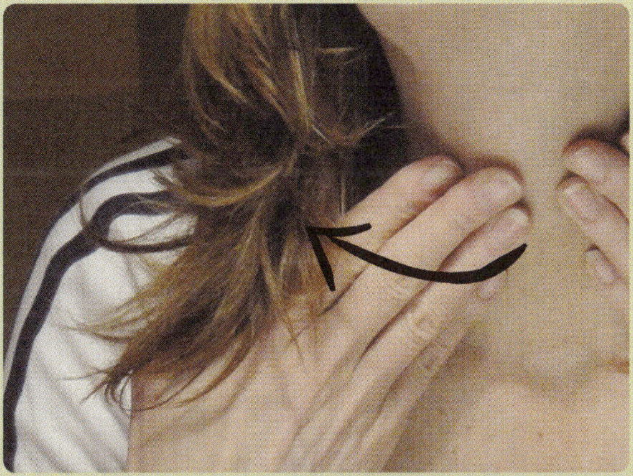

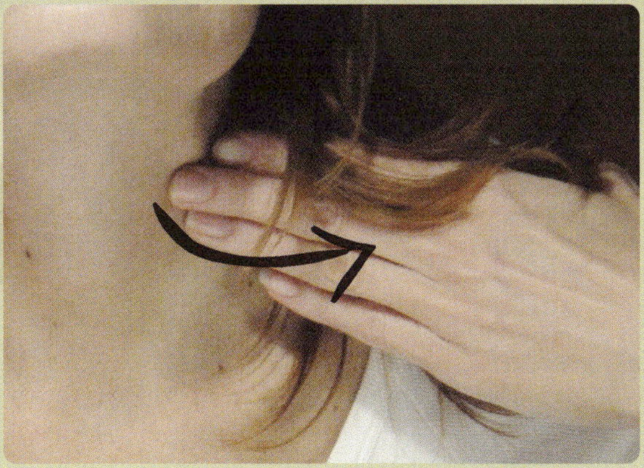

1.

Führen Sie mit den Fingerspitzen der rechten Hand eine kreisende Bewegung von der Halsmitte zur linken Außenseite aus.

2.

Führen Sie mit der linken Hand die gleiche Massage auf der anderen Halsseite aus.

Gesichtsmassage

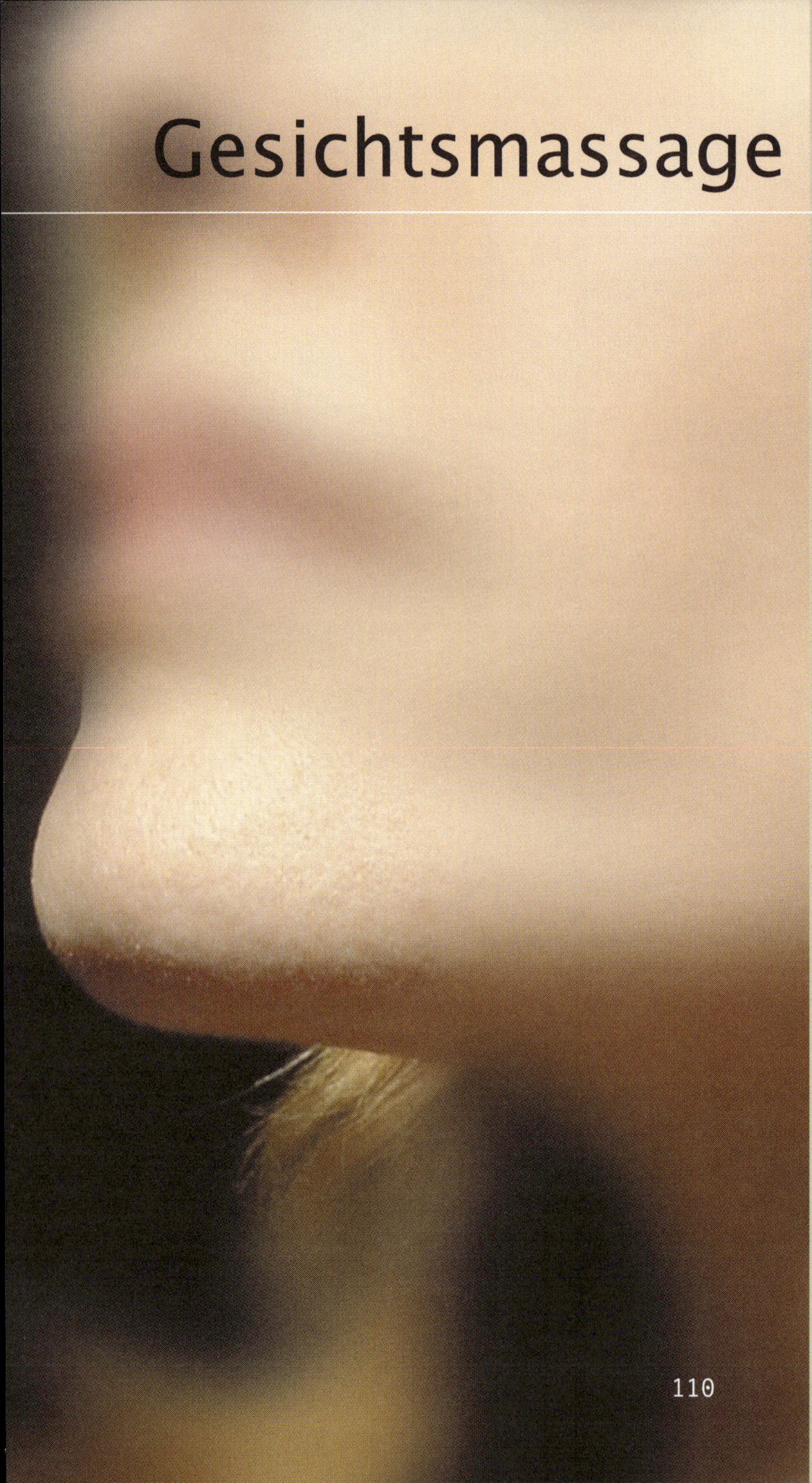

»Die Gesichtsmassage trägt zur allgemeinen Verschönerung des Gesichts bei, indem man die Haut mit genauen und zarten Gesten berührt, knetet und klopft.«

Kinn

Geschmeidig machen, Produkte einwirken lassen, unterstützende Gesten

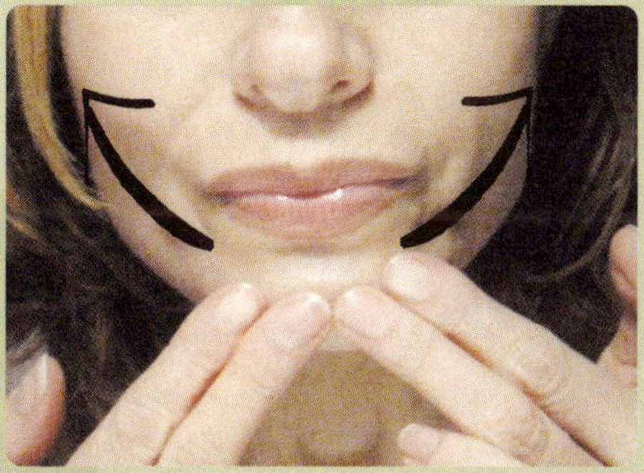

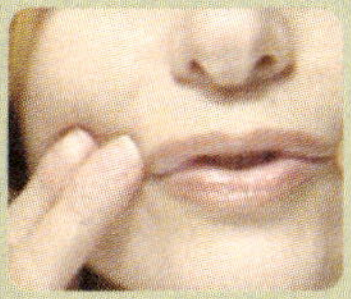

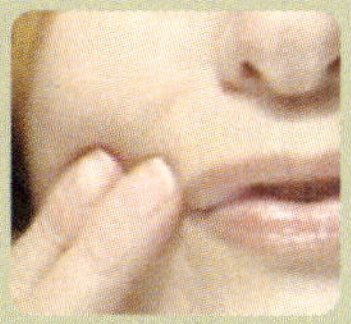

Legen Sie zwei Finger jeder Hand auf die Mitte des unteren Kinnbereichs. Lassen Sie sie zu den Mundwinkeln gleiten.

Gesichtsmassage

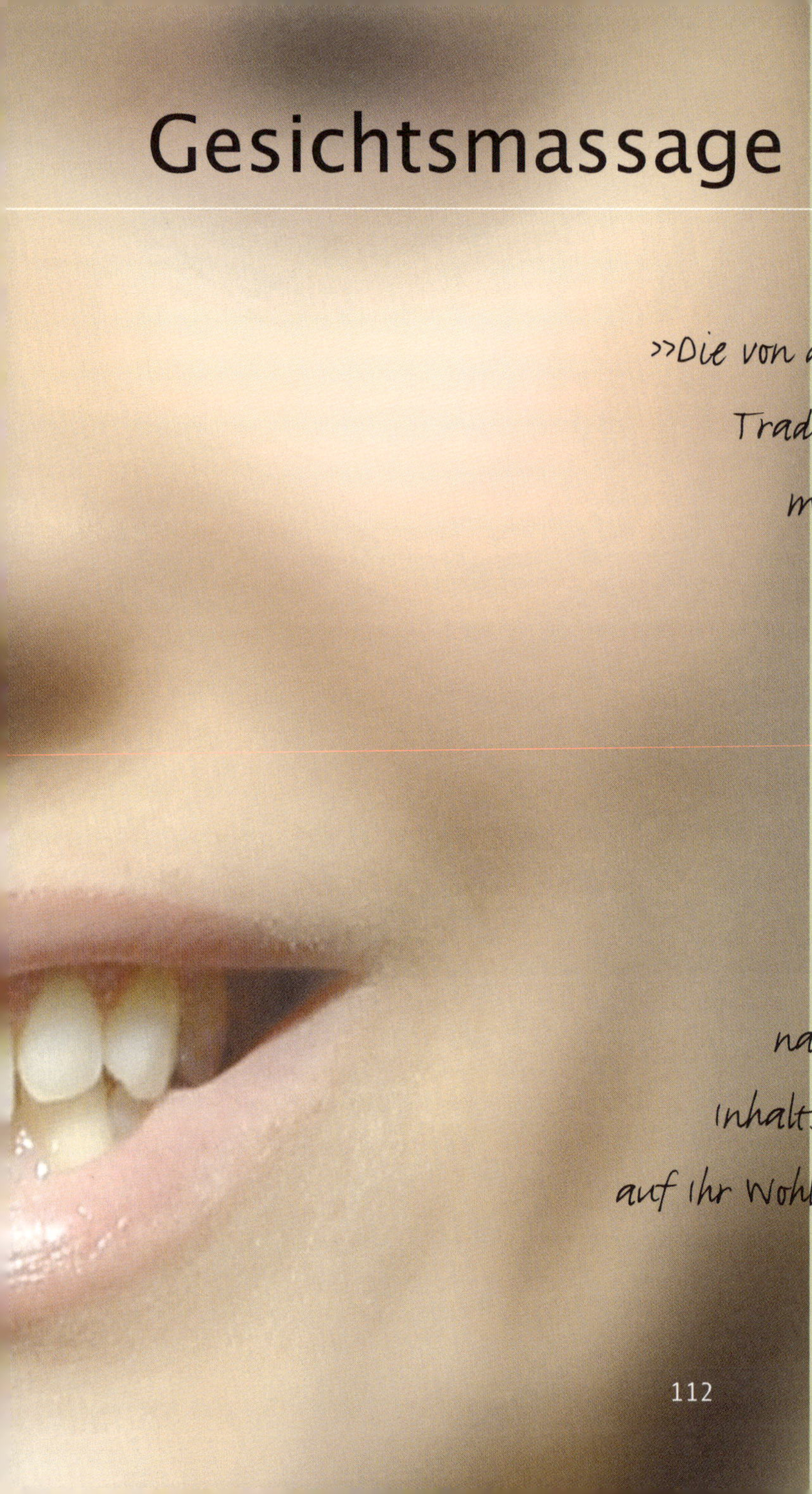

»Die von der orientalischen Tradition inspirierte Gesichtsmassage führt man mit Hilfe einer Nachtcreme oder eines festigenden Gesichtsöls aus. Die Textur und der angenehme Duft tragen zu Ihrer Entspannung bei. Die möglichst natürlichen, beruhigenden Inhaltsstoffe wirken sich positiv auf Ihr Wohlbefinden aus.«

Nasolabialfalten

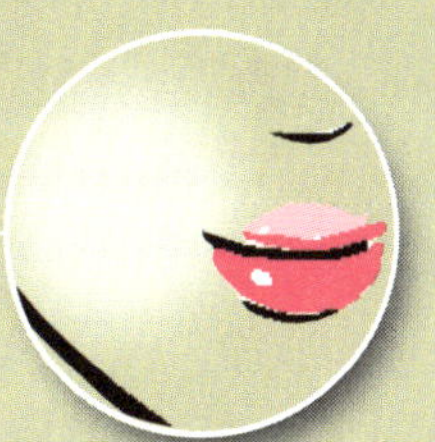

Wie geht's?

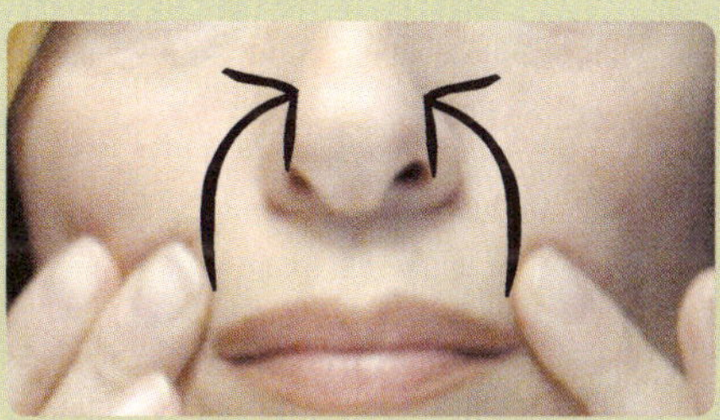

1.

Von den Mundwinkeln ausgehend...

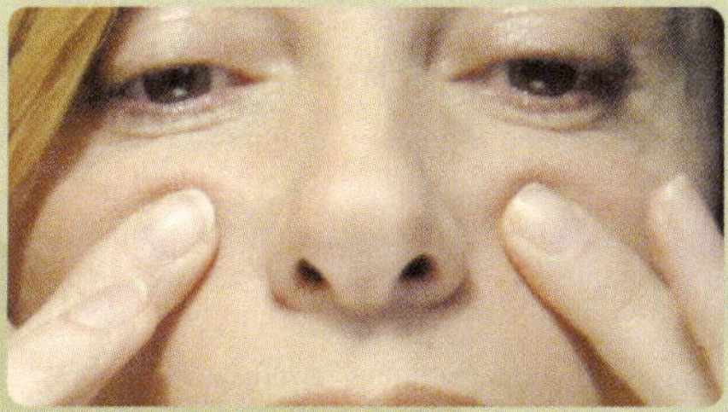

2.

... fahren Sie an den Nasenflügeln entlang zu den inneren Augenwinkeln.

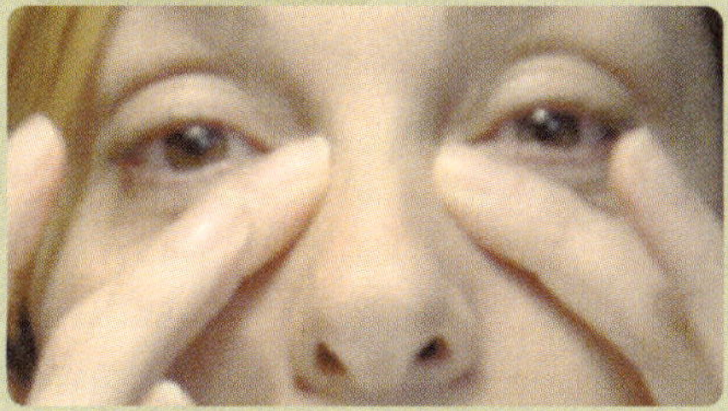

3.

Wiederholen Sie diese Geste und machen Sie einen Zwischenstopp an der Nasenwurzel.

Gesichtsmassage

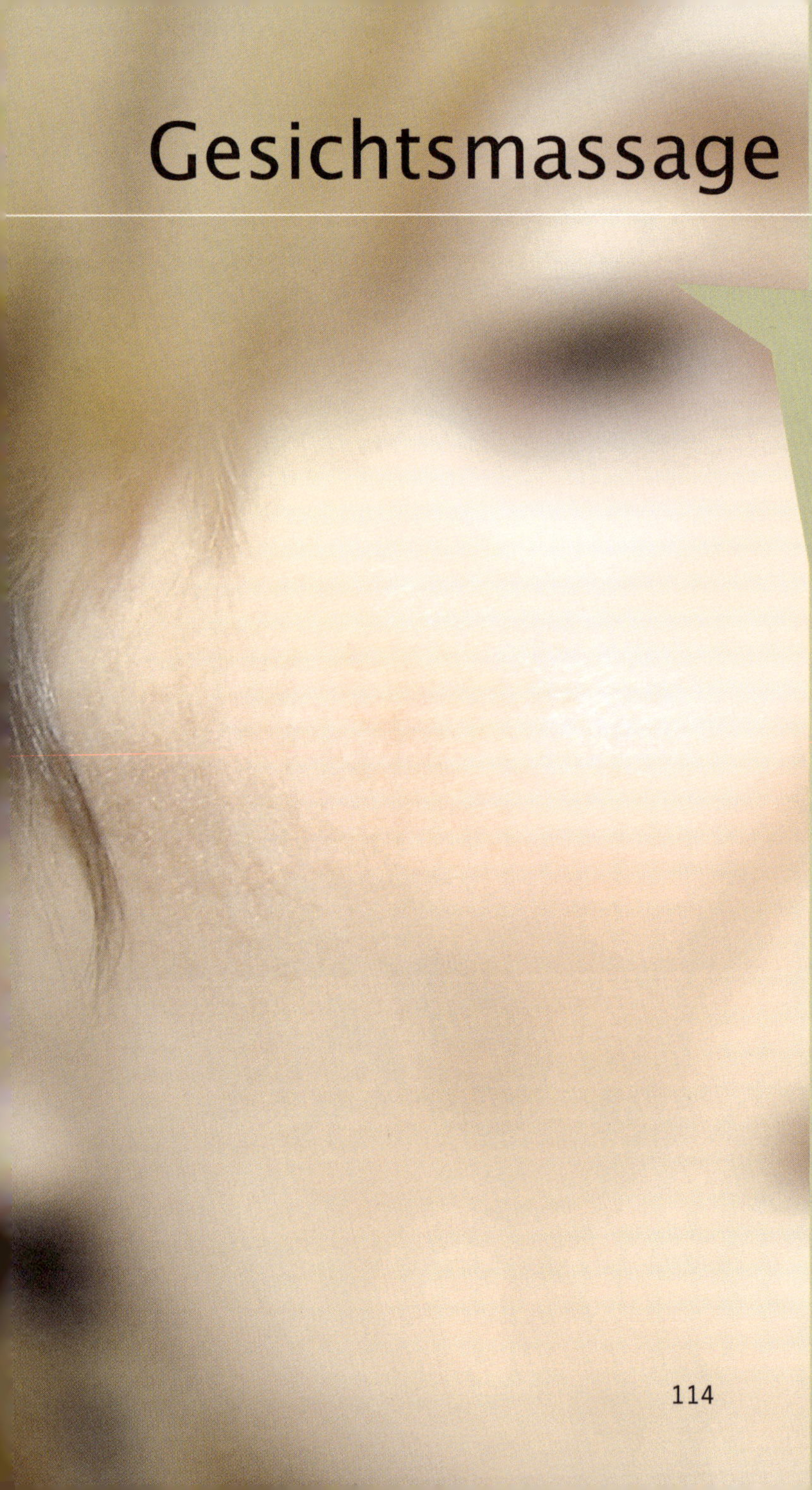

Wangen

Die Wangen massieren

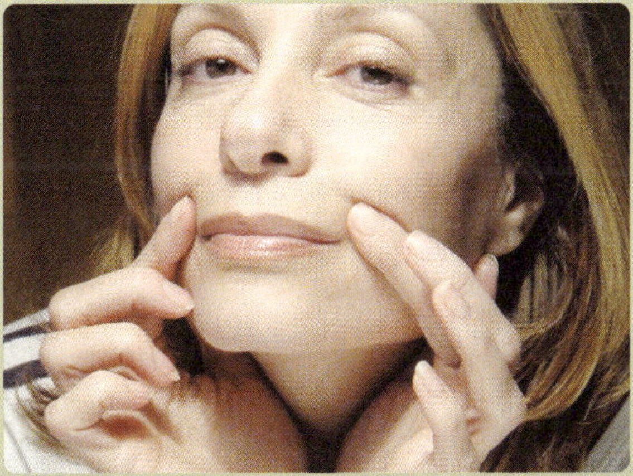

1.

Legen Sie einen oder zwei Finger jeder Hand an die Mundwinkel.
Fahren Sie sanft an den Wangen hoch und massieren Sie bis zu den Augenwinkeln.

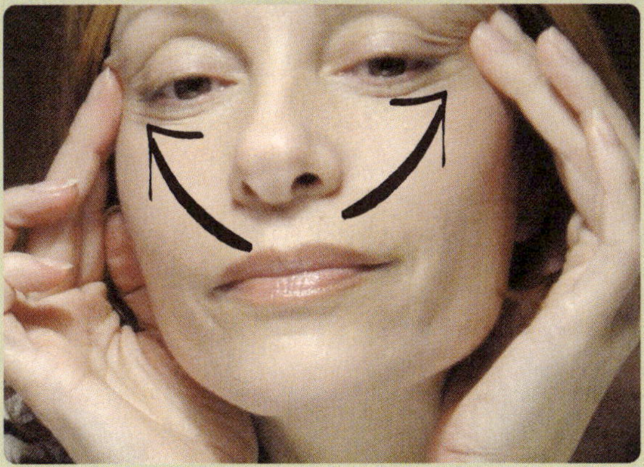

2.

Die gleiche Bewegung können Sie auch so durchführen, dass Sie mit den Fingerspitzen auf die Haut klopfen (das hat den Vorteil, die Durchblutung zu fördern).

Gesichtsmassage

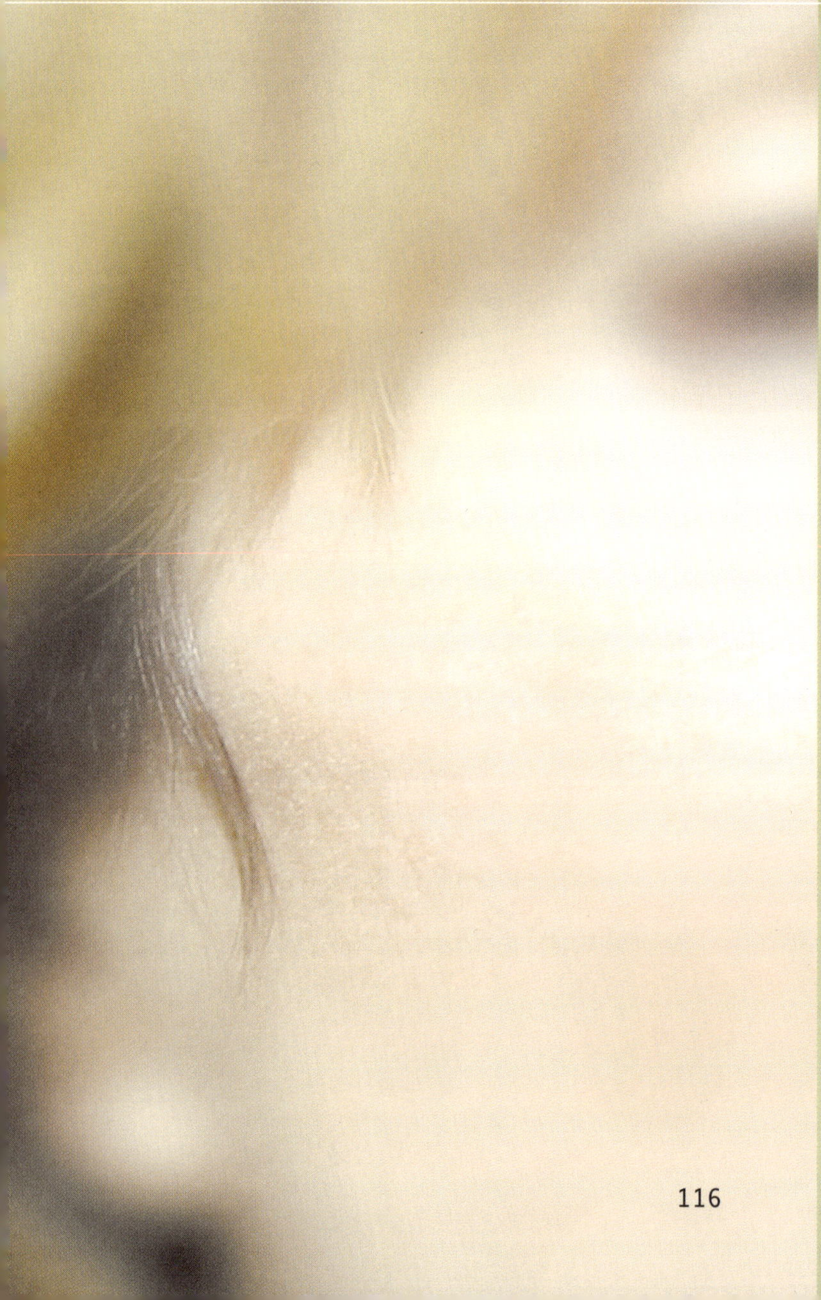

»Zum Abschluss dieser Gesichtsstimulation können Sie auch mit den Fingern beider Hände energisch auf das Gesicht klopfen.«

Wangen

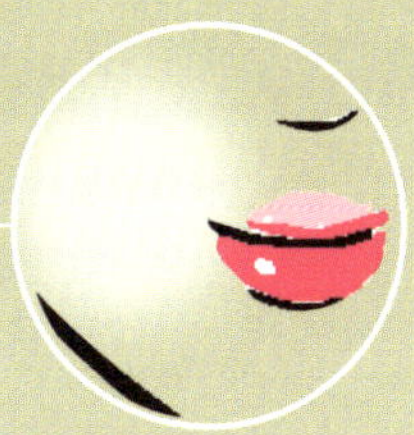

Noch eine Wangenmassage

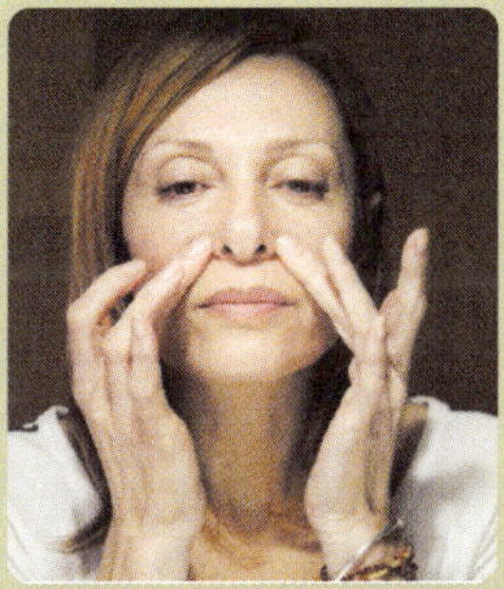

1.

Fahren Sie mit den Fingern sanft von den Nasenflügeln bis zu den Ohren und bearbeiten Sie dabei gut die Wangenkontur.

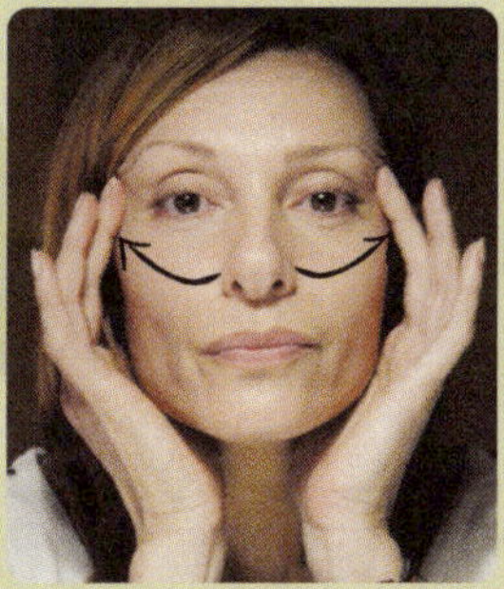

2.

Machen Sie die gleiche Geste, indem Sie mit den Fingerspitzen auf die Haut klopfen...

Gesichtsmassage

»Die Gesichtshaut ist ein bisschen wie eine Kissenhülle. Eine weiche Hülle, die sich leicht formen lässt.«

Wangen

Massage zur Verschönerung der Wangen

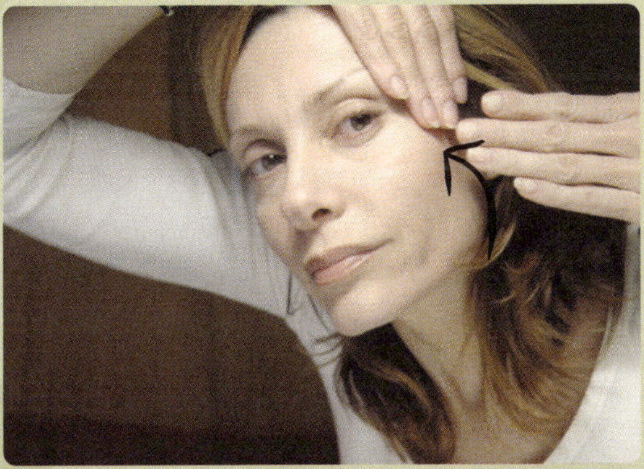

1.

Legen Sie die Hände auf die linke Wange und achten Sie dabei darauf, die Ellenbogen anzuheben (wie auf dem Foto).

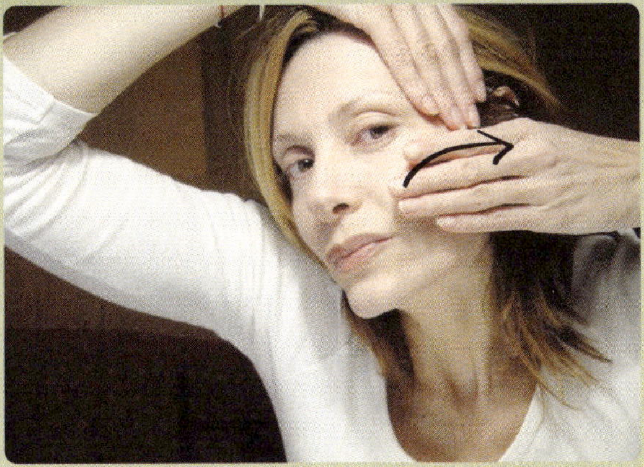

2.

Führen Sie die Massage dann nacheinander mit einer Hand aus: die rechte Hand nach oben, die linke Hand zum Ohr.

Ziehen Sie nicht an der Haut und vermeiden Sie es, die Massage ohne Creme durchzuführen.

Gesichtsmassage

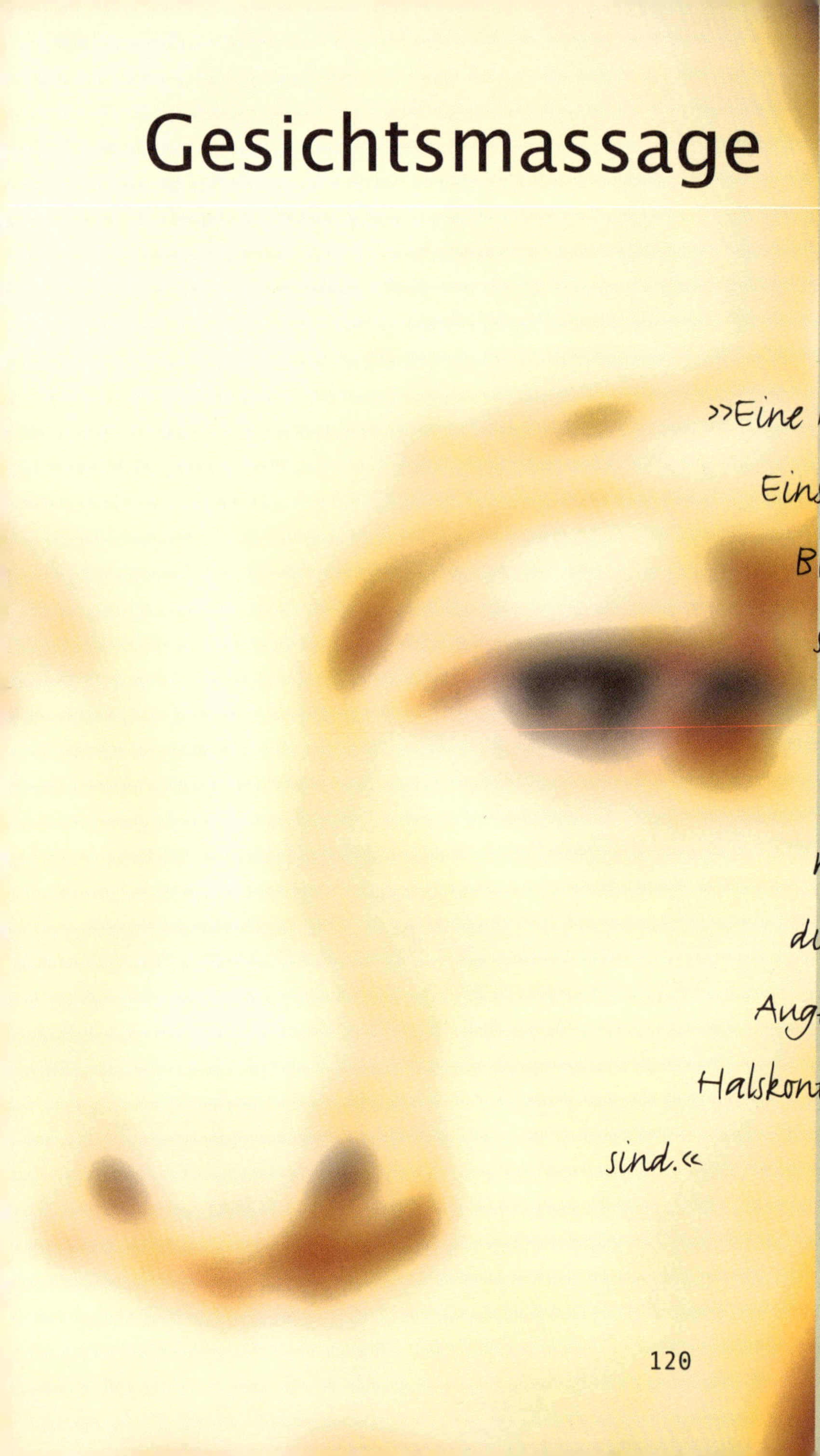

»Eine Massage vor dem
Einschlafen regt den
Blutfluss an und
stimuliert wirkungsvoll
das Venengeflecht.
Hierfür braucht
man Massagetechniken,
die für die empfindliche
Augen-, Mund- und
Halskontur geeignet
sind.«

Die Zornesfalte

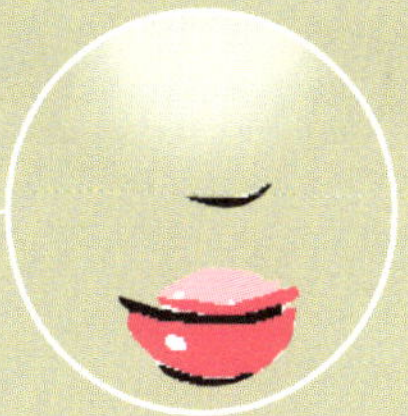

Diese Falte zwischen den Augenbrauen ist ziemlich schwer zu vermeiden,

wenn man nichts dagegen tut...

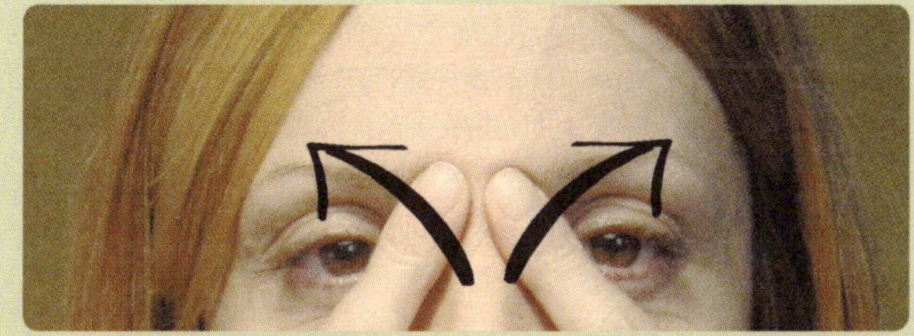

1.

Legen Sie die Zeigefinger an die Nasenwurzel zwischen die Augenbrauen.

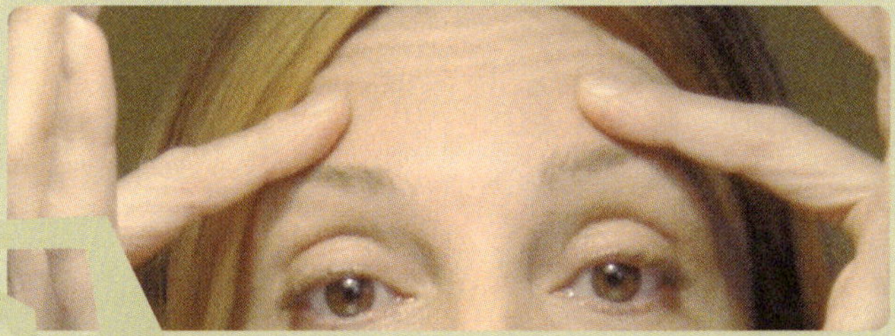

2.

Lassen Sie sie dann waagerecht über die Augenbrauen zu den Schläfen gleiten.

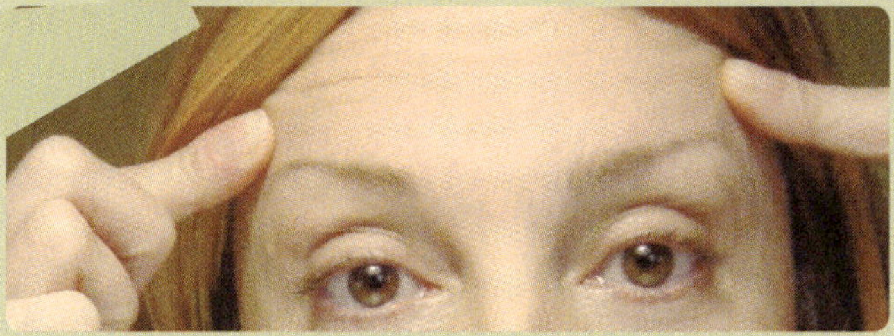

3.

Sie können die Bewegung wiederholen, indem Sie die linke und die rechte Hand wechseln.

Gesichtsmassage

»Nehmen Sie die Entspannung wahr, die durch die Bewegung entsteht.«

Stirn

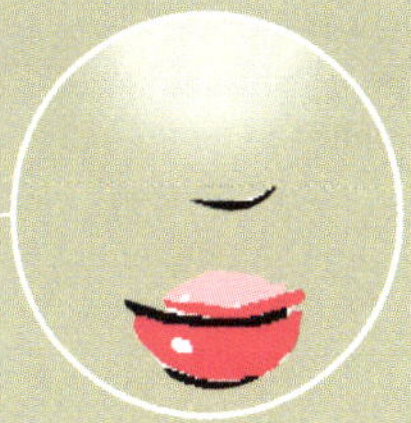

Stirnfalten

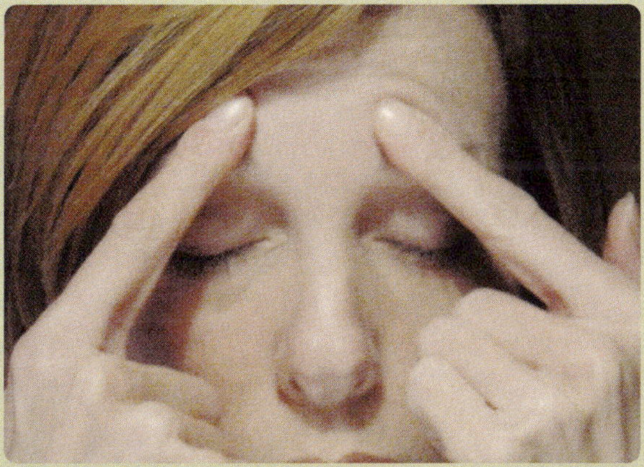

1.

Legen Sie einen oder zwei Finger jeder Hand flach auf die Stirnmitte.

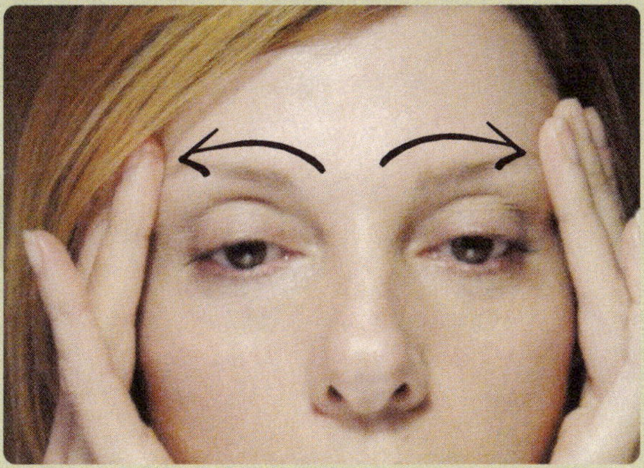

2.

Glätten Sie die Stirn dann waagerecht zu den Schläfen hin.
Legen Sie die Finger neu an, und wiederholen Sie die Geste mehrmals.
Sie können die Hände bei der Bewegung auch überkreuzen, wenn Sie zu den Schläfen fahren.

Gesichtsmassage

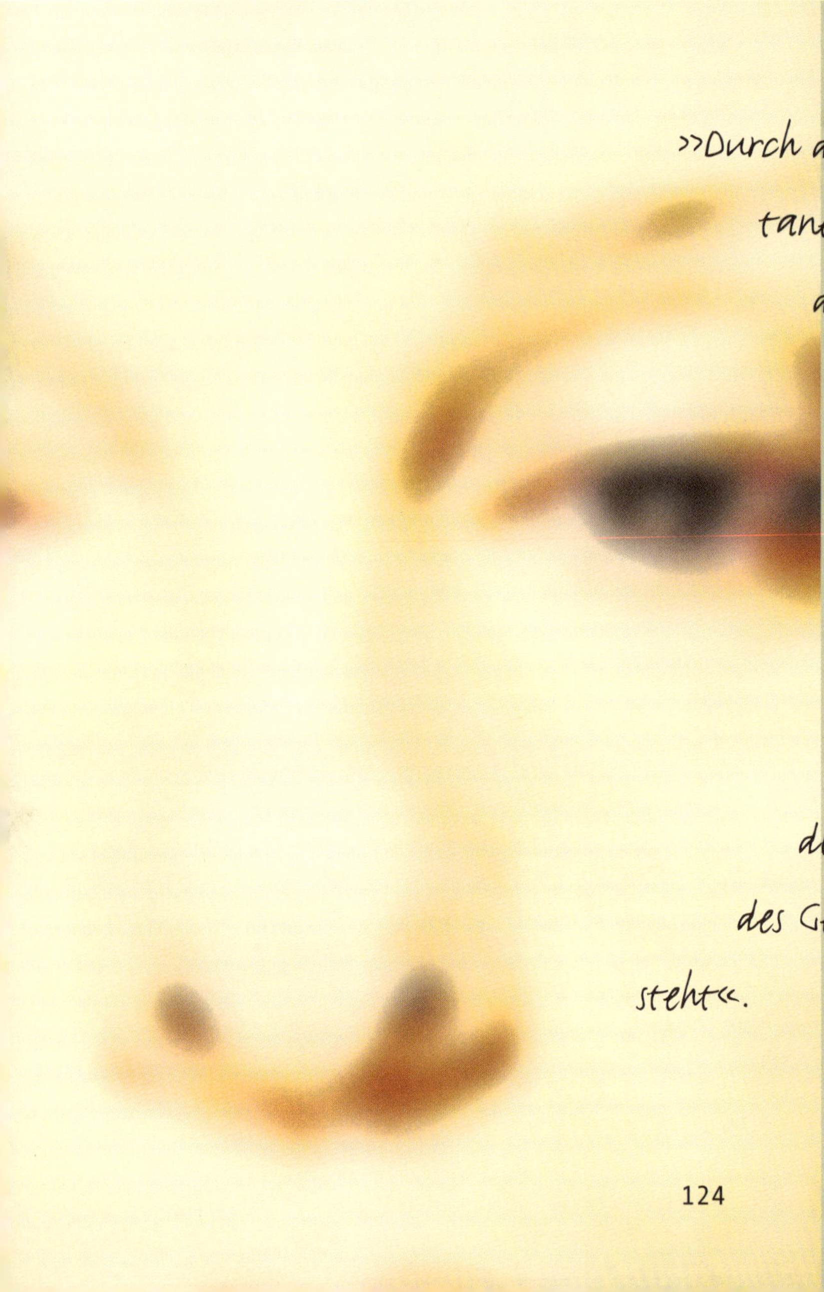

»Durch die Aktivierung der subkutanen Durchblutung erleichtert die Gesichtsmassage die Ausscheidung von Giftstoffen. An bestimmten energetischen Stimulationspunkten kann besonders auf das Verdauungssystem eingewirkt werden, das direkt mit der Ausstrahlung des Gesichts in Verbindung steht«.

Stirnfalten glätten

Geschmeidig machen, Falten glätten

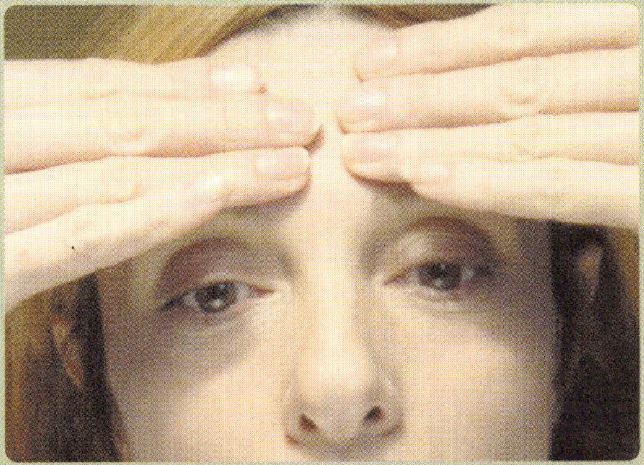

1.

Legen Sie vier Finger jeder Hand flach auf die Stirn (so dass sie sich in der Mitte berühren).

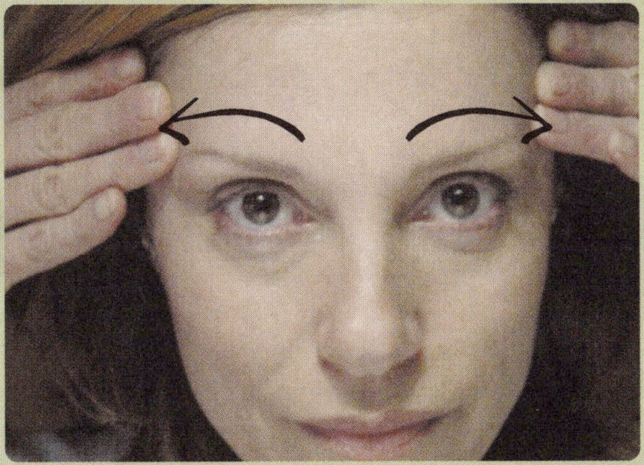

2.

Massieren Sie dann zu den Schläfen hin (beide Hände zusammen oder eine nach der anderen).

Gesichtsmassage

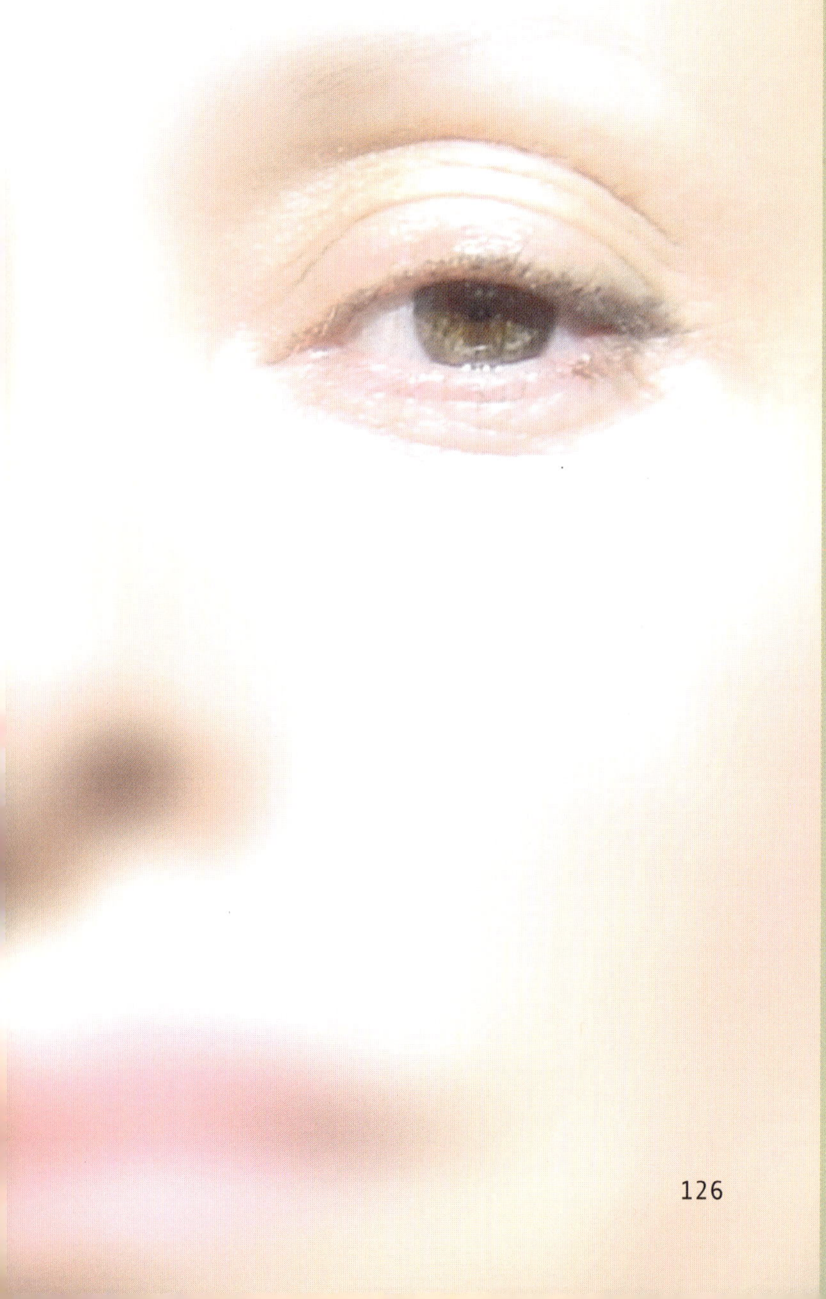

»Reiben oder zerren sie niemals an der Augenkontur, denn dieser Bereich ist sehr empfindlich«.

Augen

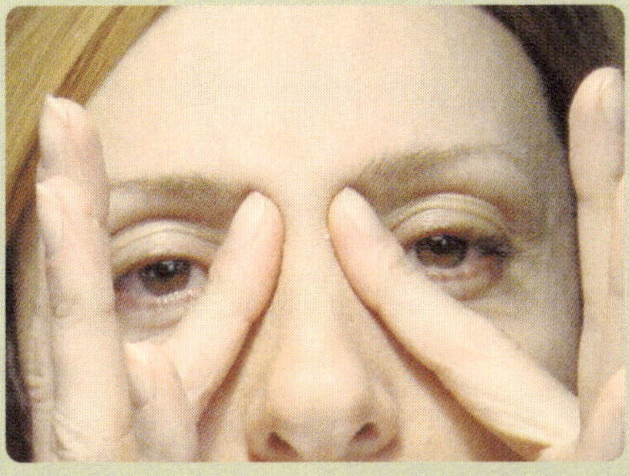

1.

Legen Sie einen Finger jeder Hand an die inneren Augenwinkel...

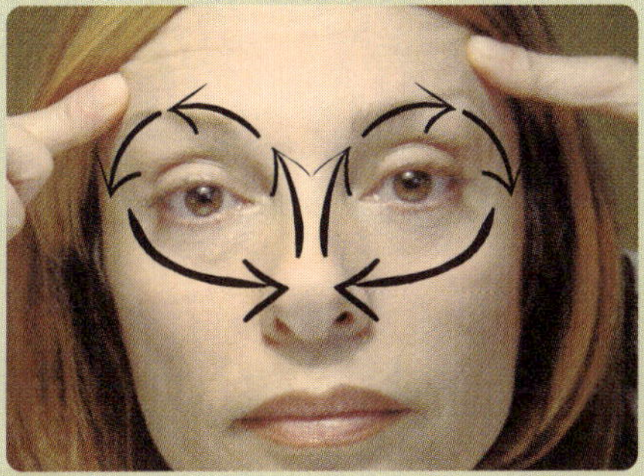

2.

Fahren Sie nach oben, dann nach außen, die Augenbrauen entlang...

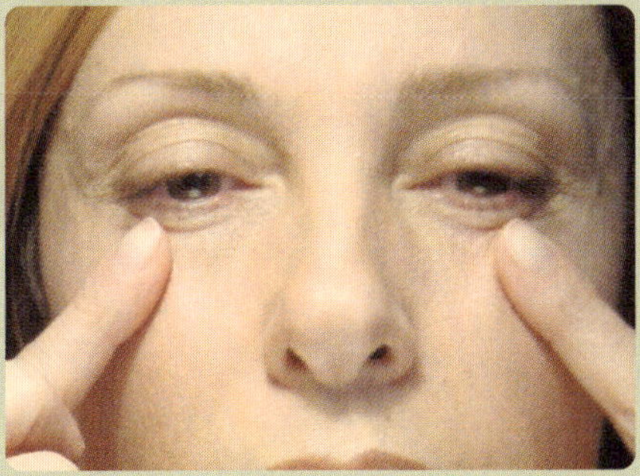

3.

Fahren Sie an den Schläfen nach unten und kommen Sie wieder zur Mitte zurück, so dass Sie einen Kreis um jedes Auge beschreiben.

Wenn Sie diese wiederholen, können Sie einen Zwischenstopp an der Nasenwurzel einlegen.

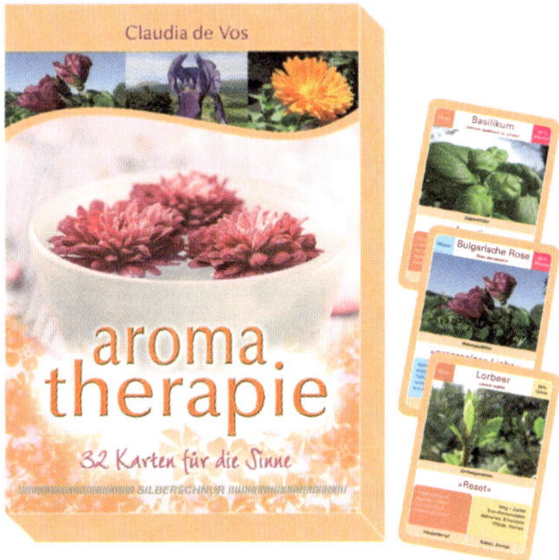

Claudia de Vos

Aromatherapie

32 Karten für die Sinne

Eine originelle Idee: Statt zu einem der unzähligen Bücher zum Thema Aromatherapie zu greifen, versuchen Sie es doch einmal mit Karten. Claudia de Vos legt mit diesem neuen Aromakartenspiel nicht nur schöne, sondern auch informative Karten vor, die zudem auf unterschiedliche Weise eingesetzt werden können: zur Meditation, zur Inspiration oder als Spiel.

32 farbige Karten im Format 9 x 12 cm
€ [D] 14,90
ISBN 978-3-89845-239-7

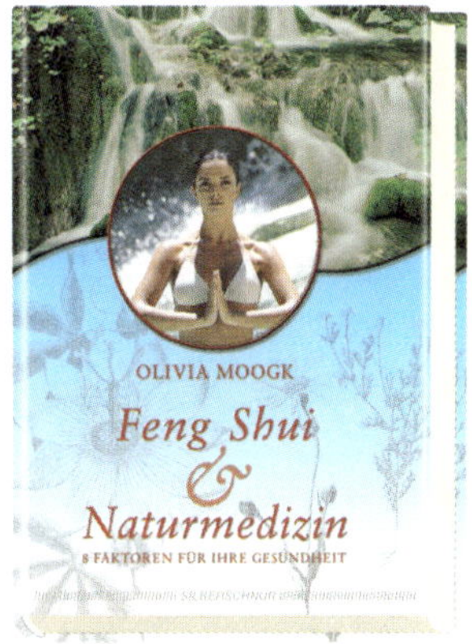

Olivia Moogk

Feng Shui & Naturmedizin

8 Faktoren für Ihre Gesundheit

Das Buch zu einem neuen Gesundheitsverständnis! Hilfe können Sie erwarten: für das Herz-Kreislauf- und Gefäßsystem, für Kopf und Gelenke, den Menstruationszyklus oder einen besseren Schlaf. Die Autorin zeigt auf, wie man mit Qi umgeht, Stress abbaut, das Immunsystem stärkt, geistigen und körperlichen Ballast abwirft, Krankheiten heilt, die Regeneration fördert und schließlich ein »Better-Aging« betreibt. Die Methoden hierzu kommen gleichermaßen aus dem Bereich des Feng Shui wie aus der Naturmedizin selbst. Schritt für Schritt wird der Leser neue Möglichkeiten entdecken, sich eines besseren und gesünderen Lebens zu erfreuen...

192 Seiten, gebunden, 4-farbig
€ [D] 29,90
ISBN 978-3-89845-197-0

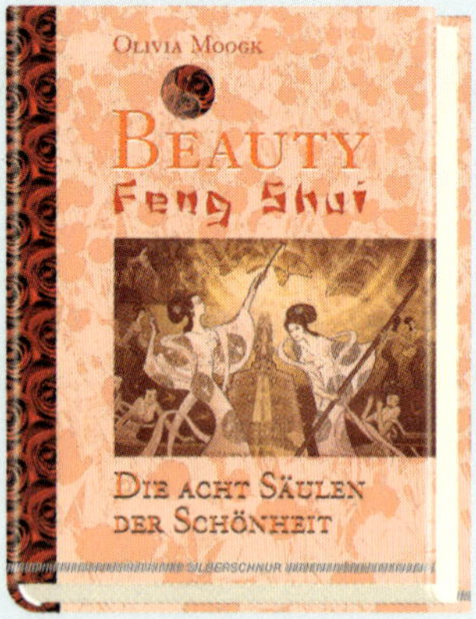

Olivia Moogk

Beauty-Feng Shui

Die acht Säulen der Schönheit

Als Feng-Shui-Expertin berät sie Firmen und Privatleute rund um den Globus und hat 1998 die "International Feng Shui Research Association" gegründet. In diesem einmaligen Buch zeigt sie, wie die alte chinesische Wissenschaft mit ihren kaiserlichen Verjüngungsübungen, wohltuenden Tee-Kuren, Duftessenz-Bädern, schönen Farben und wohltuenden Formen auch das individuelle Aussehen fördern kann. Ob Kosmetikerinnen, Ernährungsberater, Innenarchitekten, Dekorateure, Landschaftsgestalter, Psychologen oder Menschen in Gesundheitsberufen, alle werden für sich und ihre Klientel aus dem Wissensschatz dieses Buches schöpfen können.

192 Seiten, gebunden, 4-farbig
€ [D] 24,90
ISBN 978-3-931652-70-8

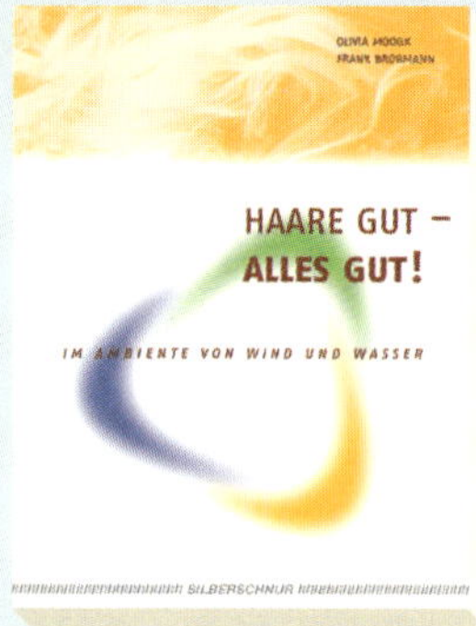

Olivia Moogk & F. Brormann

Haare gut – alles gut

Im Ambiente von Wind und Wasser

Die Haare aus der Sicht eines Friseurs zu sehen ist eins, dass man aber auch die psychische Verfassung seiner Kunden erfassen kann, das ist einzigartig. So wie der international bekannte Figaro Frank Brormann sein Klientel betrachtet, so hat es noch niemand vor ihm getan. Er hat sich mit Deutschlands erfolgreichster Feng Shui-Expertin Olivia Moogk zusammengesetzt und ein außergewöhnliches Buch kreiert. Die ganzheitliche Denkweise und die zukunftsweisenden Ansätze beider sind der mögliche Beginn eines neuen Verhältnisses zwischen Friseur und Kundin. Sich selbst im Spiegel von Frank Brormanns Beobachtungen zu sehen ist erleuchtend und birgt zahlreiche Potenziale zur Veränderung.

128 Seiten, broschiert
€ [D] 10,90
ISBN 978-3-89845-032-4

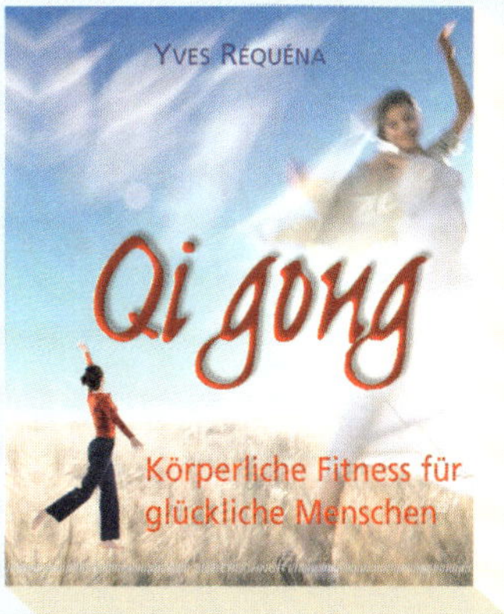

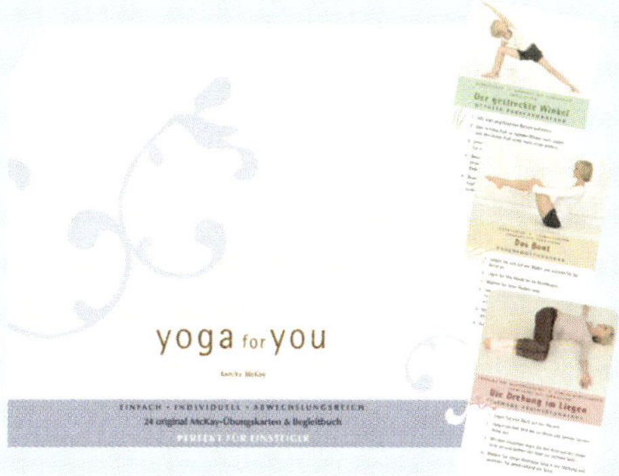

Yves Réquena

Qi Gong

Körperliche Fitness für glückliche Menschen

Was in China bereits seit langem zu den Kulturschätzen zählt, tritt nun auch seinen Siegeszug in Europa an: Qi Gong – diese einfache und doch so effektive Technik, die Körperbewegungen mit Atemtechniken kombiniert und uns ein Leben voller Vitalität garantiert.
Schlagen Sie dieses Buch auf, und entdecken Sie, wie Qi Gong Sie dabei unterstützen kann, Ihren Alltag besser zu meistern, bei der Arbeit mehr zu leisten, schöner zu tanzen, kreativer zu sein, Ihre Gesundheit zu stärken, Ihre Figur zu verändern, Ihre Sinne zu wecken ...
Entdecken auch Sie Qi Gong – die „Gymnastik der glücklichen Menschen"!

144 Seiten, broschiert, vierfarbig
€ [D] 22,00
ISBN 978-3-89845-127-7

Annika McKay

Yoga for You – Perfekt für Einsteiger

mit den original McKay-Übungskarten

Mit der Buchreihe YOGA for YOU und den original McKay-Übungskarten werden viele interessierte Menschen die wohltuenden Möglichkeiten moderner Yoga-Techniken sehr praxisnah kennen lernen. Speziell für das Üben zu Hause wurden die Übungskarten entwickelt, mit denen sich jeder seine ganz individuellen Trainingsprogramme zusammenstellen kann. Kein lästiges Blättern in Büchern während der Übungssequenz, sondern einfach vor Beginn die gewünschte Übungsfolge zusammenstellen, die entsprechenden Karten auswählen und ohne Unterbrechung entspannt die gesamte Übungssequenz harmonisch durchführen. Yoga tut einfach gut!

24 farbige Karten mit Begleitbuch in Box
€ [D] 22,00
ISBN 978-3-89845-137-6

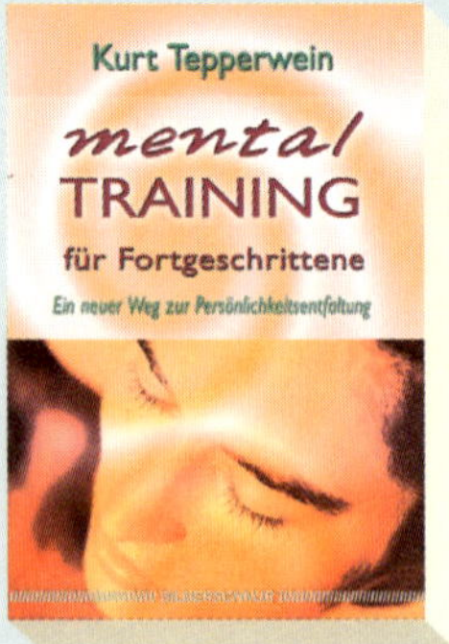

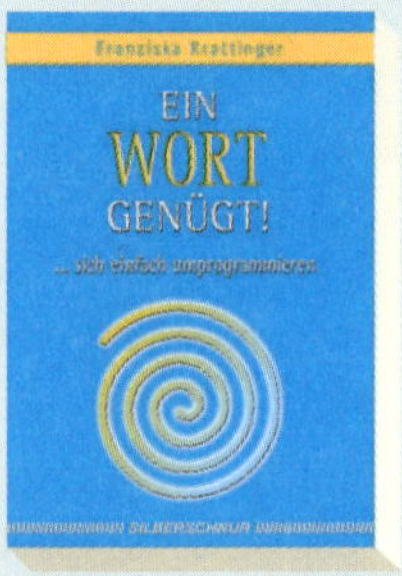

Kurt Tepperwein

Mentaltraining für Fortgeschrittene

Ein neuer Weg zur Persönlichkeitsentfaltung

Mentaltraining ist ein moderner Weg der Persönlichkeitsentfaltung. Dieses Buch stellt die Techniken des Mentaltrainings vor und zeigt, wie man diese in seinen Alltag integrieren kann. Schritt für Schritt erfahren sie, wie es ihm mit einfachen, aber wirksamen Methoden gelingen kann, sein Leben nach eigenen Wünschen zu gestalten. Nach der Lektüre werden Sie in der Lage sein, Ihr Meisterbewusstsein zu erwecken, mit Freude zu leben und Probleme mit Leichtigkeit zu lösen! Fangen Sie noch heute an mit Ihrem persönlichen Seminar "Mentaltraining für Fortgeschrittene" - und Ihr Seminarleiter ist Professor Alltag...

152 Seiten, broschiert
€ [D] 11,90
ISBN 978-3-89845-234-2

Franziska Krattinger

Ein Wort genügt!

... sich einfach umprogrammieren

Schalten Sie einfach um! – Manchmal genügt ein einziges Wort, um verborgene Haltungen ans Licht zu bringen oder Einstellungen zu ändern. Dabei gibt es spezielle Worte, die gleichsam eine magische Wirkung haben, da sie die Schlüssel zu unserem Unterbewusstsein sind: Schaltworte.
„Schalten auch Sie einfach um" – und beobachten Sie die Veränderungen in Ihrem täglichen Leben, ohne dass Sie bewusst daran denken oder eine Vorstellung der Lösung haben müssen. Nutzen Sie die Kraft, eine Situation augenblicklich im besten und idealen Sinn zu verändern

168 Seiten, broschiert
€ [D] 10,90
ISBN 978-3-89845-152-9